JN085990

図解 思わずだれかに話したくなる

身近にあふれる「栄養素」が3時間でわかる本

齋藤 勝裕

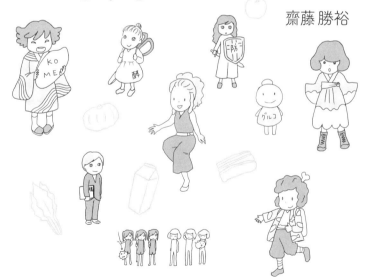

まえがき

　食事は毎日巡ってくる楽しいひとときです。食事で私たちは美味しくて体のためになる食べ物を食べます。食べ物の中には私たちの体を作り、生きるためのエネルギーになる栄養素がたっぷりと入っています。

　ところで、この「栄養素」とは何でしょう？私たちは生きるためにエネルギーを必要とします。エネルギーは食品に含まれる炭水化物、タンパク質、脂質を食べて消化、代謝することによって得られます。

　それでは、エネルギーさえ補給すれば十分なのでしょうか？そうではなく、健康な生活を営むためにはエネルギーの他にビタミン、ミネラルなどの微量物質、微量元素をも補給する必要があります。さらに、消化器の潤滑な活動を助ける繊維質も必要になります。栄養素というのはエネルギー源、微量物質、さらには微量元素までを含めた健康のために必要なすべてのもののことをいいます。

　これらの栄養素は足りていなければいけないことはもちろんですが、かといって多すぎても病気を引き起こすことがあります。ちょうど良い量を、各栄養素の間でバランスを取りながら摂取するにはどのような注意を払えば良いのでしょうか？

本書はこのような問題を、楽しく分かり易く、やさしく解説しようという本です。

　科学、化学、栄養学のような難しい話はどこにもありません。気軽に読んでいただければそのままスイスイと頭に入ることばかりです。

　読者の皆さまが3時間で、栄養素のことをすっかりご理解下さり、次の食事のときから早速お役に立てて下さったら大変に嬉しいことと存じます。

2021年1月　齋藤勝裕

第3章　身近にあふれるビタミン・ミネラル

第4章　料理と栄養素

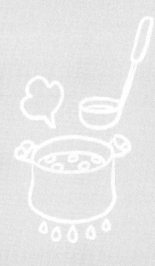

第5章　病気と栄養素

第6章 生活習慣と栄養素

デザイン・イラスト・DTP　　末吉喜美

本書に登場する主な栄養素

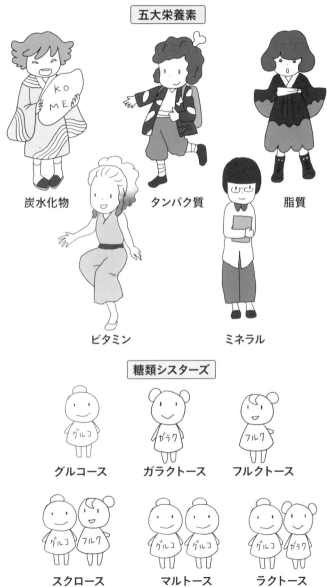

五大栄養素

炭水化物　タンパク質　脂質

ビタミン　ミネラル

糖類シスターズ

グルコース　ガラクトース　フルクトース

スクロース　マルトース　ラクトース

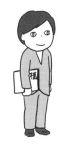

構造タンパク質

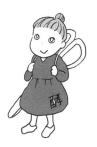

酵素タンパク質

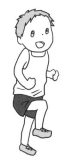

収縮タンパク質

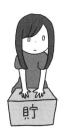

貯蔵タンパク質

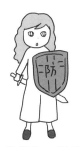

防御タンパク質

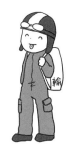

輸送タンパク質

その他

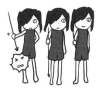

酸化物質

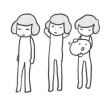

抗酸化物質

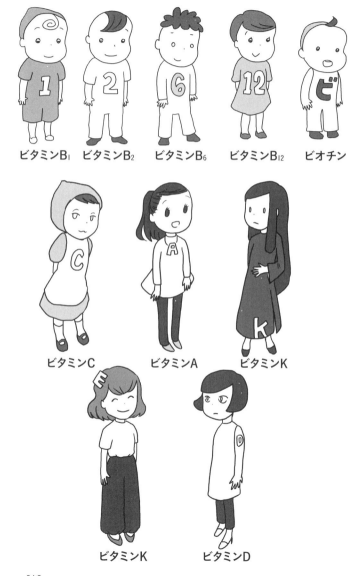

ビタミンB₁   ビタミンB₂   ビタミンB₆   ビタミンB₁₂   ビオチン

ビタミンC   ビタミンA   ビタミンK

ビタミンK   ビタミンD

多量ミネラル

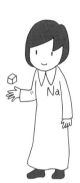

ナトリウム

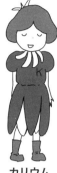

カリウム

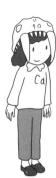

カルシウム

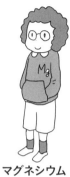

マグネシウム

微量ミネラル

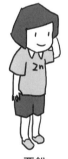

亜鉛

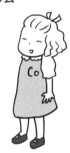

コバルト

機能性成分

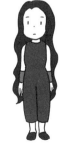

ポリフェノール

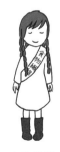

食物繊維

第1章
栄養素って
どんなもの？

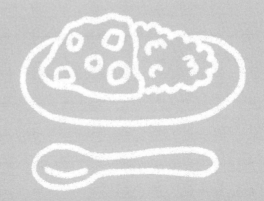

01 栄養ってなんのこと？

私たちは日ごろから「この食べ物は栄養満点だ」「栄養不足が心配」「バランスの良い栄養」などと、「栄養」という言葉を何気なく使っていますね。では、そもそも栄養とは何なのでしょうか。

◎物質と生命体の違いって何？

私たちの体は肉や骨、そして水分などの「物質」でできています。

しかし私たち人間は、ただの「物質」ではなく、生命体（つまり生物）であると自負していますよね。

それでは、物質と生物の違いはどこにあるのでしょうか。

物質が生物と呼ばれるためには、3つの条件を満たす必要があります。

【生物の3つの条件】
1. 細胞構造を有していること
2. 自分と同じ生物を生み出すことができること
3. 自分の生命を維持するための物質をとり入れられること

1つめの条件は、人間も植物も、すべての生物が細胞からできていることを考えれば当然のことですね。2つめは遺伝のことであり、これも自明でしょう。3つめも当たり前な話と思われるかもしれませんが、これが「栄養」のことを指しているのです。

◎栄養の意味

「栄養」は一般に「栄養満点」「栄養不足」などといったように使われることも多いですが、本来の意味は異なります。

栄養とは、生物が体外から食べ物や飲み物などの物質を体内にとり入れ、エネルギーや体を構成する成分を作り、生命を維持するために必要な一連の活動のことをいいます。つまり栄養とは、「活動」のことを表す言葉なのです。

一方で栄養素は、食べ物に含まれる**「体に必要な成分」**のことをいいます。

また、栄養は一般に次の3つの段階に要約することができます。

【「栄養」がたどる3つの段階】

1. 食べ物や飲み物を体内にとり入れる段階
2. 体が食べ物や飲み物を化学的に各種栄養素に分解する段階
3. 栄養素が体内の必要な部分に運ばれ、エネルギー源または体の組織として使われる段階

私たちが食べたり飲んだりした食べ物は、胃で胃酸によって消化・分解され、腸に送られて腸壁から吸収されます。吸収された養分は、血流に乗って体中の各種臓器、脳や筋肉を構成する細胞に送られます。

そして、そこで養分が有効に利用されることによって、私たちの生命活動は円滑におこなわれるのです。

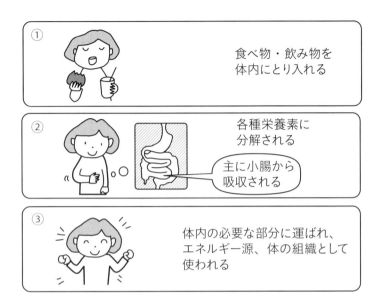

① 食べ物・飲み物を体内にとり入れる

② 各種栄養素に分解される

主に小腸から吸収される

③ 体内の必要な部分に運ばれ、エネルギー源、体の組織として使われる

◎栄養の喜び

　私たちは家族や友人と話をする、音楽を聴く、絵画を鑑賞するなど、多くの楽しみ、喜びを知っています。しかしそれらと並んで、いやそれ以上に大きな喜びを知っています。それは美味しいものを食べ、飲むことです。私たちが食事をするのは、養分をとり入れるためだけでなく、料理を味わい、食事をすることそのものを楽しむためでもあるといえるのではないでしょうか。

　栄養は、私たち生物が生きるために必要なことであると同時に、生きていることを喜び、感謝することでもあるのです。

02 栄養素ってなんのこと？

　私たちが生命活動を維持するためには、食べ物を食べ続け、必要な栄養素を摂取し続ける必要があります。では、その栄養素には、どんな種類や働きがあるのでしょうか。

◎栄養素とは何か

　栄養素とは、食べ物の中に含まれる様々な物質のうち、人間の体に必要不可欠な成分のことをいいます。

　栄養素は体に吸収され、次の3つの大切なはたらきをします。

【栄養素の3つのはたらき】

1. 生命活動をおこなうためのエネルギー源になる
2. 体の組織(筋肉、血液、骨など)を作る
3. 体の調子を整える

◎栄養素の種類

　体に入って、体の組織を作るほか、エネルギー源になる栄養素には3つの種類があります。それが**糖質（炭水化物）、脂質、タンパク質**です。

　これらを特に**3大栄養素**といいます。動物は体を作り、維持するために、これらの栄養素をたくさん摂る必要があります。その

ため、これらは**主要栄養素**と呼ばれることもあります。

また、この３大栄養素に微量の**ビタミン**、**ミネラル（無機質）**を加えたものを**５大栄養素**といいます*1。

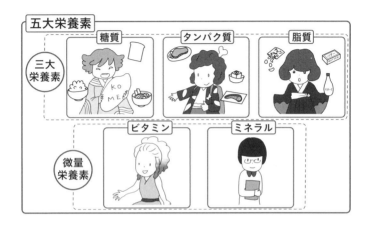

◎栄養素のはたらき

それぞれの栄養素の詳しいはたらきは次章以降で見ていきますが、予備知識としてここでは簡単に見ておきましょう。

糖質（炭水化物）

糖質は、体や脳を動かす即効性の高いエネルギー源です。

糖質が足りなくなると、脳に必要な栄養素が届かなくなったり、足りないエネルギーを補うために体の筋肉や脂肪が分解されてしまいます。逆に、糖質を過剰に摂取すると、脂肪に変換されるため、糖質のとり過ぎは肥満につながります。

---

*1　ビタミンやミネラルは体の調子を整える働きをするが、その必要量は少量のため、これらを特に「微量栄養素」と呼ぶこともある。

タンパク質

　タンパク質は筋肉や内臓、髪、爪などの体を構成する栄養素です。それと同時に酵素として、生体内で行われる化学反応である、様々な化学反応を促進しています。タンパク質は体内で消化されるとアミノ酸に分解されます*2。

脂質

　脂質はエネルギー源として使われるほか、細胞の周りを囲んでいる細胞膜の原料になります。しかし、摂取量が多すぎると脂肪として蓄えられ、肥満の原因となります。脂質は体内で分解されるとグリセリンと脂肪酸になります*3。

ビタミン

　ビタミンは、体の機能を正常に維持するために不可欠な栄養素です。体内ではほとんど合成されないため、食品から摂取しなくてはなりません。水に溶ける水溶性ビタミンと油に溶ける脂溶性ビタミンに分類されます。

ミネラル

　ミネラルは微量ながらも体の健康維持に欠かせない栄養素で、カルシウム、鉄、ナトリウムなどがあります。不足すると貧血、骨粗鬆症などの症状があらわれます*4。体内に多く存在する多量ミネラルと、体内にわずかにしか存在しない微量ミネラルに分類されます。

＊2　人間のタンパク質を構成するアミノ酸は、全部で20種類ある。
＊3　脂肪酸の種類はたくさんある。
＊4　反対にとり過ぎた場合には過剰症を引き起こす。

◎欠かせない栄養素

　栄養素のうち、体内で合成することも、貯蔵することもできないものがあります。これらは常に食べ物などから摂取しなければならない栄養素で、**必須栄養素**といいます。

　必須栄養素には必須アミノ酸、必須ビタミン、必須ミネラルがあります。

　これらの栄養素は体内でお互いに関連を持ってはたらいており、栄養素の1つ1つが生命の維持に必須です。どれか1つでも必須栄養素が不足すると、他のすべての栄養素は十分にはたらくことができなくなります。

　そのため、すべての栄養素をバランス良く、十分な量を摂取することが大切です。

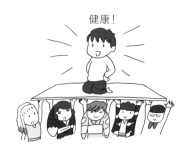

○必須アミノ酸1日あたりの必要量 （単位 mg：1mg = 1/1000g）	
バリン	1560
ロイシン	2340
イソロイシン	1200
リジン	1800
メチオニン	900
フェニルアラニン	1500
スレオニン	900
トリプトファン	240
ヒスチジン	600

○必須ビタミン1日あたりの必要量 （単位 μg：1μg = 1/1000mg）	
ビタミンA	850 μg
ビタミンD	5.5 μg
ビタミンE	6.5 μg
ビタミンK	150 μg
ビタミンB_1	1.4 mg
ビタミンB_2	1.6 mg
ナイアシン	15 mg
ビタミンB_6	1.4 mg
ビタミンB_{12}	2.4 μg
葉酸	240 μg
パントテン酸	5 mg
ビオチン	50 μg
ビタミンC	100 mg

○必須ミネラル1日あたりの必要量 （単位 mg）	
ナトリウム	600
カリウム	2500
マグネシウム	300
カルシウム	600
リン	1000
セレン	0.03 ～ 0.05
ヨウ素	0.13 ～ 0.27
クロム	0.01
モリブデン	0.025 ～ 0.013
マンガン	3.5 ～ 4.0
鉄	7 ～ 16
銅	0.7 ～ 1.3
亜鉛	8 ～ 12

03 栄養素は体に入るとどうなるの？

食べ物には栄養素が含まれていますが、人間の体は、そうした食べ物からどのように栄養素を取り出し、利用しているのでしょうか。栄養素の種類ごとに、その流れを見てみましょう。

食べ物はまず胃で分解され、腸で吸収されて血液に入り、必要な臓器に運ばれていきます。

この過程で、あるものは血液中や臓器でさらに分解が進み、最終的には再構成されて、タンパク質や脂質などの体を構成する物質になるものや、最後まで分解されて、二酸化炭素と水とエネルギーになるものもあります。

◎炭水化物

私たちが食べる主な炭水化物は、デンプンに分類されます。

デンプンは、**グルコース**（ブドウ糖）という単位分子（単糖類）が何百個・何千個とつながったもので、天然高分子といわれるものです。デンプンは酵素で分解されてグルコースになり、腸壁から吸収されます。

吸収されたあとは代謝サイクルに組み込まれて、二酸化炭素と水とエネルギーになります。

地球上に最も多く存在している炭水化物は、植物に多く含まれるセルロースですが、人間はセルロースを分解するために必要な

酵素を持っていないので、エネルギーとしてセルロースを利用することはできません。食物繊維として整腸に利用するだけです。

しかし、人間とは違い、草食動物は草などの植物を食べて生きています。

実は、草食動物もセルロースを分解する酵素を持っているわけではありません。消化管の中に、セルロースを分解することができる微生物をすまわせているため、セルロースを分解し、エネルギーとして利用することができるのです。

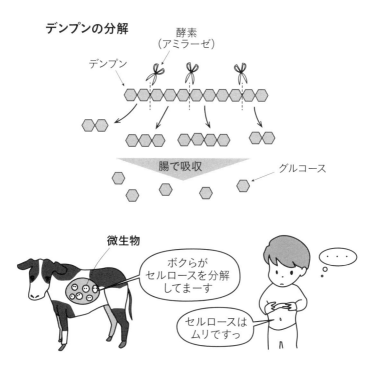

デンプンの分解

デンプン

酵素（アミラーゼ）

腸で吸収

グルコース

微生物

ボクらがセルロースを分解してまーす

セルロースはムリですっ

◎タンパク質

　タンパク質も天然高分子の一種です。タンパク質の単位分子は**アミノ酸**といわれ、人間のタンパク質の場合は20種類のアミノ酸で構成されています。各タンパク質は、固有の種類のアミノ酸が固有の順序で並んでできています。

　タンパク質も酵素によって分解されて**ペプチド**＊1やアミノ酸になったあと、腸壁から吸収されます。そして人間固有のタンパク質に再構成されて体の構成成分や酵素になったり、さらに分解されて二酸化炭素、尿素、水とエネルギーにもなります。

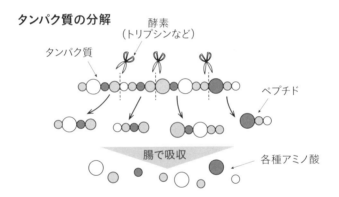

タンパク質の分解

タンパク質

酵素
（トリプシンなど）

ペプチド

腸で吸収

各種アミノ酸

◎脂質

　脂質は酵素によって分解されて、**グリセリン**と多くの種類の**脂肪酸**になります。そのあと、体内にあるリン酸とともに再構成されて細胞膜になったり、分解されて二酸化炭素、水とエネルギー

＊1　アミノ酸が何個か結合したもの。タンパク質もペプチドの一種。

になるものもあります。

脂質の分解

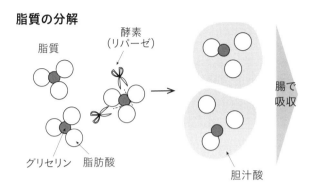

脂質　酵素（リパーゼ）　グリセリン　脂肪酸　胆汁酸　腸で吸収

◎ビタミン・ミネラル

ビタミンは小さい分子ですから、そのまま吸収されて各種臓器に送られ、そこでその臓器の働きを円滑にします。

水溶性ビタミンの場合、過剰に摂取しても尿として排出されますが、脂溶性の場合には体内に残って、**ビタミン過剰症**＊2を引き起こすことがあります。

ミネラルも、そのまま吸収されて骨や歯をつくったり、血液や筋肉を構成する成分になります。また、各種臓器にも送られ、その臓器の働きを円滑にします。

他にも、ビタミンやホルモンのはたらきを助ける作用もあります。

＊2　ビタミンの過剰によって起こる症状の総称。通常の食生活で起こることはほとんどなく、多くの場合は錠剤などの大量服用によって生じる。

04 栄養素が足りないとどうなるの？

食事をしっかりとっていて、摂取カロリーは足りていても陥るのが現代型の「栄養失調」です。不足しがちな栄養素を確認し、どのようなことに注意すべきなのか考えてみましょう。

　人間を含めたすべての動物は、何らかの形で外からエネルギー生産に必要な物質を摂取しなければ生き続けることはできません。飢餓が限度を超えた場合は餓死してしまいます。

　しかし、現代では、栄養素不足はこのような飢餓状態ではなく、偏食や特定の重要な栄養素の不足した食事により引き起こされることが多く、このような状態を一般に**栄養失調**といいます。

◎低栄養

　栄養失調のうち、特に体を動かすエネルギーが不足している状態を**低栄養**と呼び、一般的には飢餓と呼ばれます。世界人口約77億人のうち、約6億9000万人が栄養を十分に摂取できない飢餓の状態にあるといわれています（2019年現在）。

　飢餓は、歴史的には異常気象、戦争、災害による食糧生産不足や、経済体制の崩壊にともなって発生しました。

　しかし現在では、世界状態の安定化、化学肥料の一般化、さらには「緑の革命*1」で見るような近代的農業施策の成功によって、このような極端な例は減少しつつあります。

＊1　1940年代から60年代にかけて、高収量品種の導入（品種改良）や化学肥料の大量投入などで穀物の生産性が向上し、穀物の収穫量が飛躍的に増したことを指す。

◎現代の人が陥りがちな新型栄養失調

　代わりに現代社会では、拒食症、極端な偏食、ダイエットなどにともなう栄養失調が多くなっています。特に、高齢者や自己流の制限食ダイエットによる極端な偏食にともなうものは、**新型栄養失調**と呼ばれることがあります。

　たとえば、高齢者で1日に3回の食事をしていながら、総カロリーやタンパク質摂取量が不足している場合があります。

　また、特定の栄養素が不足している症状は一般的に**欠乏症**と呼ばれます。主な欠乏症にはタンパク・エネルギー栄養失調と微量栄養素栄養失調があります。特に多いのが微量栄養素栄養失調です。

　微量栄養素栄養失調は、少量ながら必要な必須栄養素（ビタミン、ミネラル、アミノ酸、脂肪酸など）の不足が原因で発生します。これらの欠乏は様々な疾患につながり、体の正常な機能を損ないます。たとえばビタミン欠乏症は、脚気、鳥目、壊血病につながります。

　21世紀現在においては先進国でも、亜鉛、鉄、ヨウ素、およびビタミンA、ビタミンBなどの欠乏症は広く発生しており、公衆衛生の問題として認識されています。

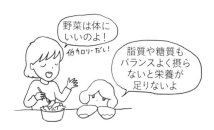

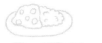

05 カロリーってなんのこと?

> 「カロリー（cal）」はエネルギー（熱量）の単位で、1グラムの
> 水の温度を1℃上げるのに必要なエネルギーが1カロリーです。
> 1日に必要なカロリー量はどのくらいなのでしょうか。

　機械を動かすのに電気エネルギーが必要なように、人間も生き
ていくためにエネルギーが必要です。私たちはカロリー*1を栄
養素からとりますが、1グラムあたりのカロリーは、脂肪は9キ
ロカロリー（kcal）、炭水化物とタンパク質は4 kcalになります。

◎ 1日に必要なカロリー

　1日に必要なカロリーは次の式で見積もることができます。

1日の必要カロリー＝1日の基礎代謝量×身体活動レベル指数

　基礎代謝量とは、**人が生きていく上で最低限必要なカロリー**の
ことをいい、1日中寝ていたとしても消費するカロリー量を表し
ます。1日の基礎代謝量は、体重1kgあたりの基礎代謝量に体
重をかけて求めます。
　体重1kgあたりの基礎代謝量の目安と身体活動レベル指数は
次の表の通りです。

＊1　エネルギーは、「カロリー」だけでなくジュール(J)で表すこともある。
　　 1kcalは4.184Jにあたる。

体重 1kgあたりの1日の基礎代謝量の目安　単位：kcal					
年齢（歳）	男性	女性	年齢（歳）	男性	女性
1〜2	61.0	59.7	15〜17	27.0	25.3
3〜5	54.8	52.2	18〜29	23.7	22.1
6〜7	44.3	41.9	30〜49	22.5	21.9
8〜9	40.8	38.3	50〜64	21.8	20.7
10〜11	37.4	34.8	65〜74	21.6	20.7
12〜14	31.0	29.6	75以上	21.5	20.7

身体活動レベル	内容	指数
レベルⅠ	ほとんど運動せずに座っていることが多い人	1.5
レベルⅡ	通勤、通学時に立つことが多い、家事、軽度の スポーツをする人	1.75
レベルⅢ	立って仕事をする、スポーツなどの運動を習慣 とする人	2.0

　この式とデータを用いて計算すると、下の例のようになります。
ぜひ、自分の1日の必要カロリーも計算してみてください。

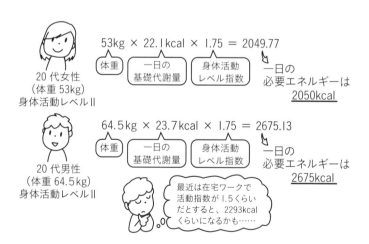

20代女性
（体重53kg）
身体活動レベルⅡ

53kg × 22.1kcal × 1.75 ＝ 2049.77
（体重）（一日の基礎代謝量）（身体活動レベル指数）
一日の必要エネルギーは 2050kcal

20代男性
（体重64.5kg）
身体活動レベルⅡ

64.5kg × 23.7kcal × 1.75 ＝ 2675.13
（体重）（一日の基礎代謝量）（身体活動レベル指数）
一日の必要エネルギーは 2675kcal

最近は在宅ワークで活動指数が1.5くらいだとすると、2293kcalくらいになるかも……

◎カロリーの使いみち

摂取されたエネルギー（カロリー）は、次の用途に使われます。

①生命を維持する（基礎代謝）

基礎代謝は呼吸をしたり、血液を循環させたり、体温を一定に保ったり、内臓を動かしたりするエネルギーのことです。総エネルギー量の 70 ～ 80% を占めています。また、基礎代謝のうち約 50% は筋肉で使われます。したがって、筋肉の少ない人は消費エネルギーも少ないことになります。

②体を動かす（活動代謝）

活動代謝とは日常生活や運動などに使われるエネルギーのことで、活動量の多い人ほど使われる量が多くなります。

③食べたものを消化する（食事誘導性熱代謝）

食事誘導性熱代謝とは、消化のためのエネルギーで、食事中や食後に体がポカポカ温まるのはこのためです。

様々な行動の消費カロリーの目安*1

・テレビ、音楽鑑賞	31.5kcal	・入浴	47kcal
・読書	47kcal	・ストレッチ、ヨガ	78.8kcal
・デスクワーク	47kcal	・歩く	94.5kcal
・食事	47kcal	・掃除機をかける	110.2kcal
		・家具を移動する	189kcal

＊1　体重 60kg の人が 30 分行った場合の消費カロリー。
　　　厚生労働省『健康づくりのための運動指針 2006 ～生活習慣病予防のために～』を
　　　もとに計算。

06 カロリーとダイエットはどういう関係なの？

食べ物を選ぶときに、カロリーを気にしている人も多いと思います。カロリーとダイエットには、どのような関係があるのか、見ていきましょう。

　100kcal のエネルギーを摂取しても、100kcal のエネルギーを消費すれば、体の中にカロリーは残りません。しかし摂取したエネルギーを消費しきれずに残った場合は、そのエネルギーは、「脂肪」に変えられて体に貯蔵されることになります。

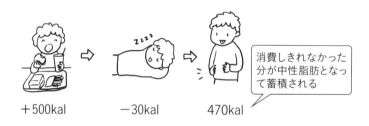

＋500kal　　　　 －30kal　　　　470kal

消費しきれなかった分が中性脂肪となって蓄積される

◎脂肪 1kg を消費するには

　あなたが今、体内に蓄えられた脂肪 1 kg（1000g）を減量したいと考えた場合、どれだけのカロリーを消費する必要があるのでしょうか。

　脂肪 1 g のカロリー量は 9 kcal なので、1 kg の脂肪を消費す

るには 9000kcal のエネルギーを消費しなければならないのでしょうか。実は、1kg の脂肪を消費するために必要なエネルギーはもう少し少ないのです。

人間の脂肪は「脂肪細胞」として蓄えられています。脂肪細胞は、脂肪の割合が 8 割で、残り 2 割は水分や、細胞を構成する様々な物質です。つまり脂肪細胞のうち、8 割を占める脂肪分のカロリーを消費する必要があるのです。

そのため体の脂肪分 1kg を消費するのに必要なカロリーは、9kcal × 1000g × 80% = 約 7200kcal になります。つまり、1 カ月で 1kg の脂肪を減らすためには、1 日あたり 240kcal を消費する必要がある（7200kcai ÷ 30 日）というわけです。

◎**減量するには？**

ちなみに 240kcal は、食べ物では「ご飯 1 膳」「どら焼き 1 個」「発泡酒ロング缶（500ml）1 缶」程度に相当します。

運動では「ウォーキング約 50 分」、「ジョギング約 30 分」程度です。こうした数字を常に意識して生活すれば、ダイエットは意外と簡単になるかもしれません。

また前項で見たように、**体の基礎代謝が上がれば消費されるエネルギーが増える**わけですから、筋肉をつけていくことを意識するのもポイントです。

歳を取って基礎代謝が落ちていく理由の一つに、筋肉量の減少が挙げられます。筋肉量を増やして、基礎代謝量をアップすることが大切なのです。

　また、食事量の低下や無理な食事制限などによってタンパク質不足になると、機能低下を引き起こし、筋肉量も減ってしまいます。無理なカロリー制限でなく、バランスのよ良い食事と適度な運動で筋肉量＝基礎代謝量を上げることが、「やせ体質」への近道といえるでしょう。

◎脂肪 1kg を減らすと見た目はどう変わる？

　エネルギーを 7200kcal 消費して、脂肪を 1kg 減らすと、見た目はどのように変化するのでしょうか。

　統計的には、標準的な体格の男性でウエストが 1cm 減る程度の変化が起きます。脂肪は密度が低く、重さのわりに体積が大きいため、身近なものでたとえれば 500ml のペットボトル 2 本分と乳酸菌飲料 3.5 本分の体積になります。

　脂肪を 1kg 減らした場合、それだけの体積が体から削ぎ落とされますので、重さの感覚以上に見た目にはスリムに引き締まって見えるはずです。

◎「ゼロカロリー」は 0kcal ではない

　最近よく見かける「ゼロカロリー」という表示ですが、実際に 0kcal であるわけではないことがほとんどです。500ml のペットボトル飲料であれば 25 kcal 程度ある可能性があるのです。100g あたり 5 kcal 未満であれば「ゼロカロリー」と謳えるためです。

　ちなみに、「カロリーオフ」と表示された食品は、100g あたり 40kcal 未満、飲料は 20kcal 未満が表示の対象です。

07 代謝ってなんのこと?

よく「自分は代謝が悪い」「代謝を上げるために運動をしなきゃ」などという言葉を聞きますね。では、そもそも「代謝」とは何なのでしょうか。

生物は外界から栄養素を摂取し、それを利用して自分の体の構成成分を合成したり、分解して生命活動のためのエネルギー源としています。いずれの場合も、摂取した栄養素は体内で様々な化学変化をします。このような生体内での化学変化を**代謝**と呼んでいるのです。

代謝は複雑な化学反応の連続ですが、それを物質変化の面から見た場合を「物質代謝」、エネルギー変化の面から見た場合を「エネルギー代謝」と呼びます。

◎**物質代謝**

物質代謝には異化と同化の2種類の過程があります。

①**異化**

複雑な有機物を、より単純な化合物へと分解する過程を**異化**といいます。消化や吸収も異化になります。具体的には、炭水化物を分解してグルコースにする、タンパク質を分解してアミノ酸にする、脂肪を分解してグリセリンと脂肪酸にする過程を指します。

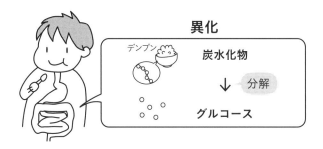

　異化でできた生成物の一部は、さらに分解されてエネルギーを放出することになります。この過程は生成物の分子が酸素と反応して二酸化炭素と水と燃焼エネルギーになる過程ですから、結果的には燃焼と同じことです。

　しかし、体の中で燃焼が起きてしまうと、生体は焼け死んでしまいます。そこで各種の酵素がはたらいて、この燃焼過程を多くの段階に小刻みに分け、各段階で少量ずつのエネルギーを取り出すようになっているのです。

　各過程のエネルギーは ATP（アデノシン三リン酸）という物質に蓄えられます。この ATP という分子を分解することによって生まれるエネルギーが、生物のあらゆる活動に使われます*1。

②同化

　同化とは、異化の過程と反対の過程、つまり、小さい分子から、より大きい分子を作り出す合成過程を言います。アミノ酸からタンパク質を作る、あるいはグリセリンと脂肪酸から脂肪を作るよ

　＊1　簡単にいうと ATP は、体の中のエネルギーと交換できるお金のようなもの。

うな反応が同化です＊2。

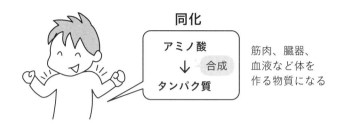

同化

アミノ酸
↓ 合成
タンパク質

筋肉、臓器、
血液など体を
作る物質になる

◎エネルギー代謝

エネルギー代謝には基礎代謝・活動代謝・食事誘導性熱代謝の
3種類があります。

①基礎代謝

呼吸・血液の循環・体温調整・蠕動運動・筋肉の緊張など、特
に何もしていなくても、生体の基礎機能を維持するためにエネル
ギーを消費する代謝です。

②活動代謝

体を動かすことによってエネルギーを消費する代謝です。

③食事誘導性熱代謝

食事をすることによってエネルギーを消費する代謝です。食べ
物を噛む、食べ物を腸で消化吸収するなど、食事に関わる生体の
はたらきによって、エネルギーが消費されます。

＊2　異化の過程でできた生成物の一部はこの過程を経て大きな分子になる。

第2章
身近にあふれる
三大栄養素

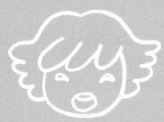

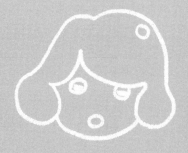

01 タンパク質ってどんな栄養素?

人間の体のうち、15～20％を構成しているのがタンパク質です。
「筋肉をつけるためにはタンパク質を摂取した方がいい」と言われますが、それ以外にもたくさんの役割があります。

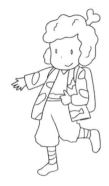

タンパク質は、三大栄養素の一つで、生命活動にとって特に重要な栄養素です。

体重の約20％を占め、血液や筋肉、爪、毛髪などの体をつくる主要な成分です。

それ以上に重要なのは、**酵素として生命の維持に欠かせない生化学反応を制御するはたらき＊1**です。また、エネルギー源にもなります。

体をつくっているタンパク質の一部は、常に分解され、食べたタンパク質と合わせて、つくり直されます。タンパク質の材料には、体の中でつくることができない必須アミノ酸もあるため、毎日食べ物として新たなタンパク質を補給しなくてはなりません。

◎タンパク質の種類と機能

生体におけるタンパク質の種類と機能は多種多様で、約10万種類もあるといわれており、主に次のようなものがあります。

○酵素タンパク質

代謝などの化学反応を起こさせる触媒である酵素としてはたらくタンパク質です。細胞内で情報を伝達する多くの役目も担います。

アミラーゼ、ペプシン、リパーゼなどの消化酵素*1があります。

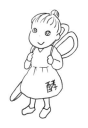

○構造タンパク質

生体構造を形成するタンパク質です。

体内のタンパク質の3分の1はコラーゲンだといわれています。

コラーゲン、ケラチンなどがあります。

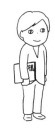

○輸送タンパク質

体の中で物質を運ぶ機能を持つタンパク質です。

酸素を運ぶ赤血球中のヘモグロビンや血液中に存在し脂質を運ぶアルブミン、コレステロールを運ぶアポリポタンパク質などがあります。

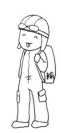

○貯蔵タンパク質

アミノ酸を貯蔵するためのタンパク質です。卵白中に含まれるアルブミンなどがあります。

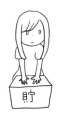

＊1　酵素タンパク質の消化酵素には、食べ物の分解を促進し、吸収を早めるはたらきがある。

○収縮タンパク質

運動に関与するタンパク質です。細長いフィラメントを構成し、互いが滑りあうことで筋肉の収縮や弛緩を起こします。細胞分裂では、細胞を2つにくびれさせるはたらきをします。

筋肉を構成する筋原線維のアクチン、ミオシンなどがあります。

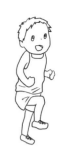

○防御タンパク質

免疫機能に関与する種類であり、抗体ともいわれます。免疫細胞によってつくられるグロブリンがこれに当たります。

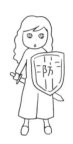

○その他のタンパク質

下村脩博士*1がオワンクラゲやスナギンチャクから発見した蛍光タンパク質などがあります。

このように、多種多様なタンパク質があり、それぞれが体にとって重要なはたらきをしています。

---

*1 1928-2018年。生物学者で、発光生物の研究分野で第一人者。2008年にノーベル化学賞受賞。オワンクラゲ由来の緑色蛍光タンパク質（GFP）を発見したことが受賞理由。

02 タンパク質は何からできているの?

> タンパク質は肉だけでなく、魚や卵、納豆、牛乳、ヨーグルトなど、いつも私たちの生活とともにあります。ではそのタンパク質はいったい何からできているのでしょうか。

◎タンパク質はアミノ酸からできている

タンパク質は天然高分子といわれるものの一種です。

高分子とは、その名前の通り、分子量が高い、つまり大きな分子量を持った大きな分子のことをいいます。

しかし、ただ大きいだけでは高分子とはいいません。高分子というのは小さな単位分子がたくさん結合した分子のことです。

鎖を思い浮かべてください。鎖は非常に長くて複雑に曲がりくねっていますが、単純な形の金属の輪っかがつながっただけですね。高分子はこの鎖のことを指し、単位分子は1個1個の輪っかに相当します[1]。

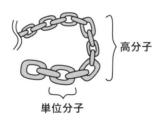

高分子

単位分子

---

[1]　高分子のわかりやすい例がポリエチレンで、エチレン $H_2C=CH_2$ という単位分子が何千個もつながった分子。

アミノ酸は下図のような分子ですが、中央の炭素Cに1個の水素H、1個のNH₂原子団、1個のCOOH原子団、そして記号Rで表した原子団がついています。アミノ酸はこのRの違いによって全部で20種類存在します。

　そしてこの20種類のアミノ酸が適当な種類、個数、順番でつながったものがタンパク質というわけです*2。

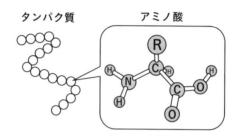

◎タンパク質の特徴が悪用された事件

　体をつくる三大栄養素である、タンパク質、炭水化物、脂質の中で、タンパク質だけが持つ元素があります。それはアミノ酸に含まれる**窒素(N)**です。他の栄養素とタンパク質で根本的に異なる点は、窒素を含むということです。

　2010年頃、このタンパク質の特徴を利用したある事件が発生しました。

　メラミンという化学物質が混入された中国製の粉ミルクが世界中に輸出され、多くの赤ちゃんに深刻な被害が出たのです。

　メラミンとは、次図に示した構造の分子で、家具などの表面を

*2　タンパク質の種類によって、アミノ酸の種類、個数、順番は決まっている。

覆うプラスチック「メラミン樹脂＊3」の原料に使われる物質です。

$$\text{NH}_2 \text{ (1,3,5-triazine ring with } \text{H}_2\text{N and } \text{NH}_2\text{)}$$

　なぜそんな、およそ粉ミルクとは関係のない物質が混ぜられたのでしょうか。

　実はその頃、中国では牛乳に水を混ぜ、かさ増しして売りさばくといった不正が行われていました。そこで当局は牛乳に含まれるタンパク質の量を検定することにしました。

　しかし、タンパク質の検定は複雑な操作が必要で、簡単にはできません。そこで、簡便な方法として、牛乳に含まれる窒素 N の量を検定することにしたのです。

　メラミンの構造を見ると、1 個の分子中に 6 個もの窒素原子 N が含まれています。つまり、水で薄めた牛乳にメラミンを加えれば、窒素含有量が増え、あたかもアミノ酸、つまりタンパク質がたくさん入っているかのように偽装できるということだったのです。

◎アミノ酸の桶の理論

　タンパク質の材料となるアミノ酸ですが、そのタンパク質をつ

　＊3　メラミンは窒素有機化合物で、メラミン樹脂の原料。メラミン樹脂は食器類、キャップや車などの内装材等、いわゆるプラスチック製品の多くに使われている。

くるために必要なアミノ酸のどれかが不足していると、他のアミノ酸を十分に摂取していたとしても、十分なタンパク質は合成されません。

　下図の桶のように、一部短い板があると、いくら水を入れても桶の上部まで水は溜まりません。タンパク質を合成する際に、一番少ないアミノ酸の部分までしか活用されないので、多く摂った他のアミノ酸が無駄になってしまうのです。

　つまり、アミノ酸のどれか一部を多く摂っても意味がなく、バランスよく摂ることが非常に大切なのです。

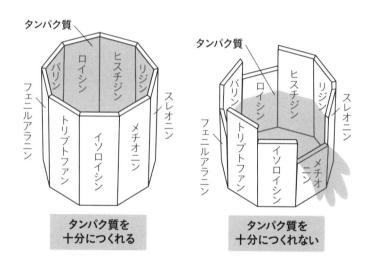

03 タンパク質を構成する「アミノ酸」って何?

> タンパク質はアミノ酸がつながってできた天然高分子です。人間の体を構成しているタンパク質の種類は10万種類もあると言われ、20種類のアミノ酸の組み合わせで作られています。

◎アミノ酸の構造

タンパク質の原料であるアミノ酸はどんな形をしているのでしょうか。下図はアミノ酸の立体構造です。**L体**と**D体**がありますが、違いがわかるでしょうか?

この違いは、左手と右手の違いのようなものです。

両方の手は鏡に映せば同じですが、左手と右手は違います。このような関係を鏡像異性、または光学異性といいます。

互いに鏡像異性体であるアミノ酸のL体とD体の化学的性質はまったく同じです。したがって、化学的な手段でアミノ酸を作るとL体とD体の1:1混合物ができ、両者を分離することはで

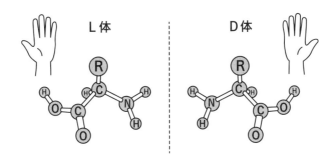

きません。

　しかし、地球上の自然界に存在するアミノ酸は、きわめて少数の例外を除けば、すべてL体です*1。

◎アミノ酸L体とD体の違い

　L体とD体の化学的性質は同じと述べましたが、実は両者が生物に与える影響はまったく違います。極端な場合には、片方は薬、片方は毒の性質を持つこともあります。

　たとえば、1957年に腕のない赤ちゃん（アザラシ症候群）が生まれる「サリドマイド事件」が起きました。

　サリドマイドという化学物質は、アミノ酸と同様に鏡像異性体を持っていて、片方には催眠性があり、もう片方にはおそろしい催奇形性があったのです。

　それを知らなかった製薬会社が、そのL体とD体両方が混ざったものを睡眠薬として売り出したために起こった事件でした。被害者は全世界で3900人に上り、日本でも309人が被害に遭いました。

　身のまわりでアミノ酸のL体とD体をうまく活用している例に、「味の素」があります。

　これは、昆布の旨味成分として知られる「グルタミン酸」というアミノ酸を原料としています。これは、グルタミン酸のL体を活用したものです。鏡像異性体のD体では旨味を感じられないのだそうです。

---

*1　なぜ、そのようなことが起こったのかはわかっていない。基本的にすべての人が心臓を左に持っているのと同じようなこと。

04　タンパク質ってどんな形をしているの?

私たちの体を構成し、免疫物質をつくったり、消化酵素として栄養素を分解したりと、私たちの体に欠かせないタンパク質はどんな形をしているのか、知っているでしょうか?

　タンパク質の形、構造は非常に複雑です。タンパク質は何十万種類もありますが、それぞれが固有の立体構造を持ち、四次構造になっています。

　Yシャツを例に考えてみましょう。まず、生地を型紙に沿って切ります。この切った形が一次構造です。次にこの生地を縫い合わせてYシャツにしたものが二次構造、これを丁寧に畳んだものが三次構造です。この三次構造のYシャツが2つ以上集まったものが、四次構造です。

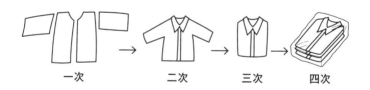

一次　　　　二次　　　　三次　　　　四次

◎タンパク質の一次構造

　タンパク質の構造において重要なのは、アミノ酸がどのような順序で結合しているかです。アミノ酸が結合したものをポリペプ

チド、この結合の中のアミノ酸の順序をタンパク質の一次構造、
あるいは平面構造といいます。

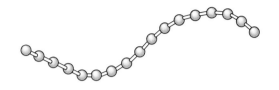

◎タンパク質の二次構造

　ポリペプチドには特徴的な二種類の部分立体構造があることが
知られています。螺旋形のαヘリックス構造と、平面形のβシー
ト構造です。これらを二次構造といいます。

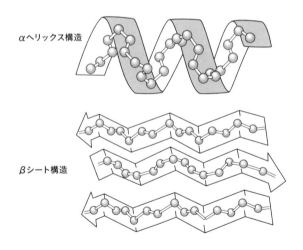

αヘリックス構造

βシート構造

◎タンパク質の三次構造

タンパク質は α ヘリックス構造と β シート構造が各タンパク質固有の順序でつながった構造です。これを三次構造といいます。

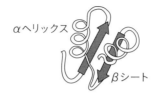

◎タンパク質の四次構造

普通の有機化合物なら、その構造は原子の結合順序を示す平面構造（一次構造）と立体的な形を表す立体構造（二次構造、三次構造）で終わりになります。しかし、タンパク質の構造はそれでは終わりにならないのです。

その例が血液中の赤血球に含まれるタンパク質、ヘモグロビンです。ヘモグロビンは4個のタンパク質の集合体なのです。その集まり方は規則的であり、決して「適当に集まった」というものではありません。これを四次構造といいます。

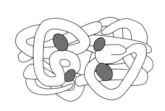

> ウイルスや細菌などの病原体ではなく、異常を起こしたタンパク質が原因となる病気があります。私たちの体を構成し生命を維持するために大切なものであるタンパク質が、病気の原因になるとはいったいどういうことなのでしょうか。

◎タンパク質の異常で起きる狂牛病

1990年頃、狂牛病が社会問題になりました。狂牛病とは、牛の脳がスポンジ状になり、やがて死んでしまうという病気です。しかも、狂牛病に感染した牛の肉を食べると人間にも伝染するということで、政府は発症元のアメリカからの牛肉輸入を制限するなど、大変な問題になりました。

狂牛病は普通の伝染病とは根本的に違います。

伝染病の場合には細菌などの微生物か、ウイルスなど、病気を発現する異物が存在するのですが、狂牛病の場合にはそのような異物は一切ありません。

牛の体内に存在する**プリオンタンパク質**というタンパク質が、あるとき突然立体構造に異常を起こし、増えていきます。異常なプリオンタンパク質が増えた牛は狂牛病を発症し、異常な行動をしたり、まっすぐ立てなくなるなどしてやがて死に至るのです。

正常なプリオンタンパク質には α ヘリックス構造が多く含まれるのに対して、異常プリオンタンパク質では、右の図のように β

シート構造が多くなっているといいます。

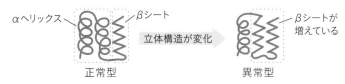

αヘリックス　βシート　立体構造が変化　βシートが増えている

正常型　　　　　　　　　　　　　異常型

◎狂牛病の伝染

狂牛病のタンパク質の異常な立体構造は伝染します。

たとえば、この異常プリオンタンパク質が人工飼料などを介して牛などの体内に入ると、徐々に正常プリオンタンパク質が異常プリオンタンパク質に変えられてしまいます。この仕組みについては未解明な部分も多くあります。

狂牛病は当初、人間には経口感染しないとされました。しかし、狂牛病に感染した獣肉で作られたキャットフードを食べた猫が死に、解剖したところ脳がスポンジ状であったことから、食物から感染した疑いが高くなり、牛肉を通じての感染が疑われるようになりました。

しかし、世界中で牛の脳や脊髄などの組織を家畜の餌に混ぜてはいけないといった規制が行われた結果、世界での狂牛病の発生は、発生のピークである 1992 年の約 3 万 7 千頭から 7 頭（2013 年）へと激減しました。

日本で 2003 年以降に生まれた牛からは、狂牛病は確認されていません。

06 炭水化物ってどんな栄養素？

> 炭水化物は植物が光合成によって、二酸化炭素 CO_2 と水 H_2O を原料とし、太陽光エネルギーを用いて合成したもので、いわば太陽エネルギーの缶詰のようなものです。

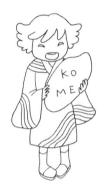

　草食動物は植物（炭水化物）を食べて成長し、肉食動物はその草食動物を食べて成長しますから、生物は間接的に太陽エネルギーの恩恵に預かっているわけです。

　炭水化物は、その分子式があたかも炭素と水が結合したように見えることからこのような名前が付けられました[1]。

◎炭水化物の種類

　炭水化物には膨大な種類の化合物があり、下の図のように分類することができます。炭水化物のうち、**食物繊維**であるセルロースを除いたものを**糖質**ということがあります。

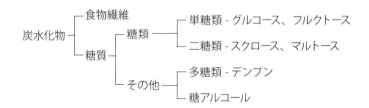

*1　炭水化物の分子式は $C_mH_{2n}O_n$ で、$C_m(H_2O)_n$ と表せる。

　糖質の基本、つまり光合成で最初に作られるものはグルコース（ブドウ糖）、フルクトース（果糖）などの単糖類であり、これが2分子結合したものがスクロース（砂糖）、マルトース（麦芽糖）などの二糖類です。

　そして単糖類がたくさん結合して天然高分子になったものが、デンプンやセルロースなどの多糖類です。

　セルロースはグルコースからできているので、分解すればグルコースになるのですが、人間は残念ながらセルロースの分解酵素を持っていないので、利用することができません。

　将来、もしセルロース分解菌をビフィズス菌のように腸の中で飼うことができるようになったら、植物もエネルギー源にできるようになり、世界の食料事情は大きく好転することでしょう。

◎栄養素としての炭水化物

　糖質はタンパク質、脂質と並んで三大栄養素の一つとされます。体内で代謝燃焼されると1gから4kcalのエネルギーが発生します。特に摂取してからエネルギーになるまでの時間が短いため、スポーツや力仕事など、エネルギーを多く必要とするような仕事をする人に重宝されます。

　人間が1日に摂取する炭水化物は、総エネルギー必要量の50%〜70%を目標にすべきとされています。脳の代謝を考慮すると、炭水化物の最低必要量は100g/日となりますが、これを下回っても肝臓が貯めておいた糖からグルコースが作られる場合があります。

食物繊維は、食べ物に含まれる成分のうち、人の消化酵素で消化されないものをいいます。つまり食物繊維は消化・吸収されずに、小腸を通って大腸まで達します。水に溶けないセルロースやリグニン、水に溶けるペクチン、アルギン酸などがあります。

食物繊維は便の体積を増やす材料となるとともに、大腸内の環境を改善するはたらきを持つ腸内細菌に利用され、これらの菌を増やす作用があります。そのため便秘の予防をはじめとする整腸効果があります。

また、血糖値上昇の抑制、血液中のコレステロール濃度の低下などの効果も期待できます。

最近の日本人の平均摂取量は一日あたり 14g 前後と推定されています。厚生労働省では、1 日あたり、18 ～ 69 歳で男性 20g 以上、女性 18g 以上の摂取を奨めています。

◎縄文時代の人々は何から炭水化物を摂っていた？

縄文時代の人々は栗や芋類などにドングリを加えて炭水化物源として食べていたそうです。

多くの種類のドングリには渋味の成分「タンニン」が含まれており、そのまま食べることはできませんが、水に晒すなどしてアク取りをすることで食べることができます。縄文時代の遺跡からは「ドングリの貯蔵穴（ドングリピット）」といわれるものが多く見つかっています。

ドングリは、私たち日本人にとってなじみ深い米よりも前から食べられていた炭水化物なのです。

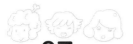

07 糖にはどんな種類があるの?

炭水化物から食物繊維を取り除いたものが糖質です。一口に糖質といってもいろいろな種類があり、糖の分子がいくつつながっているかによって分類されます。

◎単糖類

単糖類とは**糖類の中で分子が1つだけで、化学的にそれ以上分解できないもの**をいいます。

この単糖類が複数結合することで、二糖類や多糖類になります。

単糖類が2つ結合したものは二糖類、3〜9つ結びついたものは少糖類、さらに多いものは多糖類です。少糖類はオリゴ糖と呼ばれることもあります。

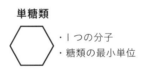

単糖類

・1つの分子
・糖類の最小単位

一般によく知られた三種の単糖類は、グルコース、フルクトース、ガラクトースで、いずれも炭素6個からできているため、六炭糖と呼ばれます。

グルコース（ブドウ糖）

炭素6個からなる六炭糖の典型です。スクロース、デンプン、セルロースを始め、多くの二糖類や多糖類の原料であり、最も基本的で最も重要な糖類です。

動物の基本的なエネルギー源であり、「一粒300メートル」のキャッチフレーズで有名なキャラメル「グリコ」の名前の語源になったことでも有名です。

自然界にふんだんに存在する酵母によってアルコール発酵をし、エタノールと二酸化炭素を発生します。エタノールはお酒に、二酸化炭素はパンの発酵に利用されています。

フルクトース（果糖）

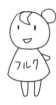

果実の甘味のもとになることからこの名前が付いたといわれます。グルコースと結合すると二糖類のスクロース（砂糖）となります。フルクトースの甘味はグルコースの甘味より強く、その甘味は温度が低いとより強く感じられます。果物を冷やすと美味しいのはこのためです。

ガラクトース（脳糖）

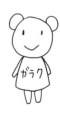

日本語で脳糖と言うそうですが、そう呼ばれることはあまりありません。ヒトの体内でも合成されます。グルコースと結合して二糖類のラクトース（乳糖）となります。乳製品やスイカ、トマト、発酵食

品に多く含まれます。

　ガラクトースに関する病気にガラクトース血症があります。糖代謝異常症の一つであり、ガラクトースをグルコースに変換する酵素が遺伝的に欠乏することによって引き起こされます。

　症状としては、肝および腎機能障害、認知障害、白内障などがあり、一刻も早い発見が大切です。治療法は食事からガラクトースを徹底的に除去することです。

◎二糖類

　2個の単糖類が結合してできた糖類を一般に二糖類と呼びます。主な二糖類はスクロース、マルトース、ラクトースです。

二糖類

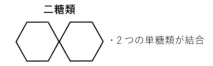

・2つの単糖類が結合

スクロース（ショ糖、砂糖）

　スクロースはグルコースとフルクトースが結合してできた二糖類です。「スクロース」と「ショ糖」が正式名であり、「砂糖」は一般名です。したがって、スクロース、ショ糖という場合には純粋品を指しますが、砂糖と

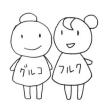

いう場合にはいろいろの不純物（旨みの素）が混じっている可能性があります。

　一口に砂糖といっても多くの種類があります。砂糖の原料には

サトウキビと砂糖大根（テンサイ）がありますが、日本ではほぼサトウキビです。

　サトウキビの汁を濃縮すると、結晶と結晶にならないドロドロの蜜ができます。これを遠心分離器にかけて分離し、結晶の部分だけを取り出したものが分蜜糖であり、それを精製したものがいわゆる普通の砂糖（精製糖）になります。

　砂糖は純度によって双目（ザラメ）糖、車（クルマ）糖、液糖に分けられます。

　ザラメ糖を細かくしたものがグラニュー糖です。家庭で一般的に使われる上白糖は細かいグラニュー糖に転化糖を加えたもの、三温糖は砂糖を加熱して焦がしたカラメルを加えたものです。

　一方、蜜を分離しない状態で精製を行ったのが含蜜糖であり、カリントウに使う黒砂糖や高級和菓子に欠かせない和三盆はこの種類になります。

マルトース（麦芽糖）

　2分子のグルコースが結合してできた二糖類であり、大麦の発芽したものに多く含まれることからこの名前が付けられました。ウイスキー、ビールの原料として知られています。

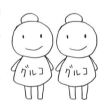

ラクトース（乳糖）

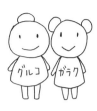

　グルコースとガラクトースからできた二糖類で、哺乳類の乳汁に多く含まれるのでこの名前が付きました。

　牛乳を飲むとお腹の具合が悪くなる乳糖不耐症は、ラクトースの消化酵素であるラクターゼが十分にはたらかないことで起こる症状です。

　モンゴルでは馬の乳汁から作る馬乳酒というお酒があります。これは乳糖が分解されてできるグルコースのアルコール発酵を利用して作られるものです。アルコール度数（体積％）は 2 ～ 3 度と弱いですが、蒸留すると 20% 程度にはなるようです。

　◎糖の種類によって吸収の速さが違う

　食べたものに含まれる糖は、最小単位の単糖類にまで分解されてから吸収されます。そのため、炭水化物として摂取したのか、多糖類、単糖類として摂取したのかによって、吸収にかかる時間が変わります。

　血糖値の急激な上昇を抑えるためには、糖の種類を意識して、より吸収に時間のかかるものを選んだり、炭水化物より先に食物繊維やタンパク質、脂質など吸収に時間のかかるものから摂取するように食べる順番を考えることが効果的です。

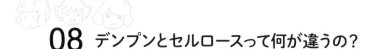

08 デンプンとセルロースって何が違うの?

> 炭水化物として私たちのエネルギー源になるデンプンと、植物の主成分であるセルロース。どちらもグルコース(ブドウ糖)からできていますが、その違いはつながり方、結合のしかたです。

◎植物の細胞壁をつくるセルロース

　動物も植物も、たくさんの細胞という箱が積み重なってできています。箱は細胞膜という軟らかい膜からできています。ですから、細胞を積んでできた体は柔軟でやわらかいです。これがタコなど軟体動物の体で、グニャグニャしています。しかし、多くの動物はそれでは自立できないので、硬い骨で骨格を作って体を支えています。

　ところが植物には骨格がありません。しかし、木は大きく育って硬い樹木になります。これはなぜでしょう?

　植物は細胞膜の外側にもう一層の硬い壁を作っているのです。これを細胞壁といいます。そのおかげで、植物の細胞は積み重なると硬い頑丈なブロックになるのです。この細胞壁を作っている物質がセルロースなのです。

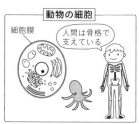
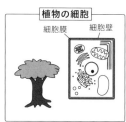

◎デンプンとセルロースの違いは繋がり方

グルコースの分子を、子どもたちにたとえて考えてみましょう。

クラスで、子どもたち全員に両手を繋いで横に並んでもらうところをイメージしてみてください。

まず一クラスの子どもたちには右手と左手を繋いで並んでもらいます。全員が同じ方向を向いて並びますね。これがデンプンの繋がり方です。

次にもう一クラスの子どもたちには右手と右手、左手と左手を繋いでもらいます。すると一人おきに反対を向く、つまり裏返しに並ぶことになります。これがセルロースの繋がり方です。

このように並んでいるときには両者は明らかに違います。しかし、手を離して分解したら、どちらも全てグルコースの集団であり、まったく同じものになるというわけです。

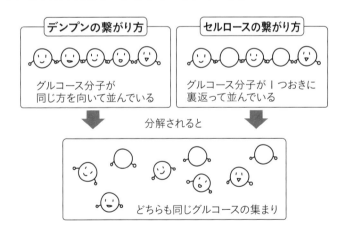

◎デンプンとセルロースの分解

　デンプンもセルロースも酵素を使えば分解できます。酵素と分解される物質の間には、「鍵と鍵穴」の関係があります。

　つまりデンプンには「デンプン用の酵素」、セルロースには「セルロース用の酵素」が必要です。

鍵と鍵穴の関係

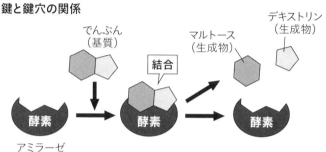

　残念ながらセルロース用の酵素を持っているのはウシやヤギのような草食動物だけであり、肉食動物や人間にはありません。そのため、私たちは草や木材を食べても栄養素にはできないのです。

　しかしセルロース用の酵素を持ち、セルロースを分解できる菌はいますから、将来、そのような菌を体内で飼育することができるようになれば人間も草や木材を食べることができるようになるかもしれません。

　また現在、バイオ燃料のエタノールはトウモロコシなどのデンプンから作っていますが、将来はセルロースから作るべきだとして研究が進められています。

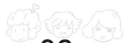

09 米はどうして炊くとやわらかくなるの？

生米はとても硬く、そのままでは食べられそうもないですが、炊くとふっくらやわらかいごはんになりますよね。そこには、ある栄養素の化学変化が関係しているのです。

◎らせん構造と枝分かれ構造

前項で見たように、デンプンはグルコースが両手を繋いで結合したものです。ですから長い直線構造です。このようなデンプンをアミロースといいます。アミロースは水分がないときにはらせん構造をしています。らせんの一巻（一周）は6個のグルコースからできています。

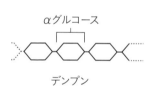

αグルコース

デンプン

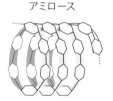

アミロース

小学校で行う実験に、デンプンがあるかどうかを見るヨウ素デンプン反応があります。デンプン溶液にヨウ素を加えると反応して青くなりますが、あれはらせん構造の中にヨウ素分子が入り込んだために起きた反応なのです。

実は、グルコースには「隠れた手」があります。グルコースは時折この手を使って第3の結合を作ります。すると枝分かれ構造のデンプンができます。これをアミロペクチンといいます。

　粳米（うるちまい）には20%ほどのアミロースが混ざっていますがもち米のデンプンは100%アミロペクチンです。餅の粘りはアミロペクチンの枝が絡まるせいだと言われています。

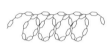

アミロース

アミロペクチン

◎炊くことによって米のデンプンが変化する

　米はデンプンの塊ですが、生米のデンプンは結晶状態といって、各デンプン分子がギッシリ集まって非常に硬くなっています。そのため、デンプン分子間に隙間がなく、酵素のような大きな分子はもちろん、水のような小さな分子でさえも入り込むことはできません。このような状態のデンプンを**β デンプン**といいます。

　βデンプンに水を加えて加熱する、つまり「米を炊く」とデンプン分子が動きだし、隙間ができることで水分子が入ってやわらかくなります。これを**糊化**（こか）といい、この状態のデンプンを**αデンプン**といいます。

　つまり、βデンプンは硬くて消化もできず、食べるには向いていないので、炊くことでやわらかく消化しやすいαデンプンに変化させているのです。

◎冷めたごはんが硬くなる理由

　水分が入り込んでやわらかくなった α デンプンは、冷えるとまた β デンプンに戻ってしまいます。冷めたごはんが硬くなるのはこのためです。これを**老化**といいます。

　ところが、α 状態にあるデンプンから水分を除くと老化が起きなくなります。昔、武士が戦場用に持ち歩いた焼米や、乾パンのような硬く焼いたパン、α 状態のごはんに熱風を当て急速に乾燥させた α 米などはいつでも消化に向いた状態を保っているのです。

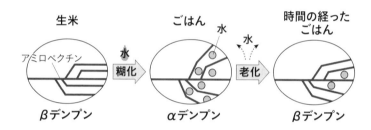

コラム 01 コシヒカリはなぜ美味しいの?

　デンプンはアミロースとアミロペクチンという2つの成分からできていて、この2つの成分のうちアミロースの含量が少ない(アミロペクチン含量が多い)と、お米の粘性は高くなります。逆に、アミロースの含量が多いと、パサパサした食感になります。

　日本人の多くは粘性の高い食べ物を好む傾向があると言われており、お米に関してもアミロース含量が少ない方を「美味しい」と感じる人が多いようです。

　そのため、一般のお米はアミロース含量20%前後なのに対して、アミロース含量16%前後のコシヒカリは人気が高いのでしょう。

　ただ、アミロースを減らせば減らすほど「美味しいお米」になるわけではありません。アミロース0%ではもち米となり、粘りが強くなるためお米というよりはお餅のようになってしまうのです。

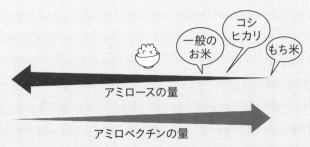

一般の
お米

コシ
ヒカリ

もち米

アミロースの量

アミロペクチンの量

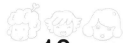

10　脂質ってどんな栄養素？

「ダイエットの大敵」「健康によくない」といったイメージを持たれることの多い脂質ですが、脂質は三大栄養素の一つで体内でエネルギー源になる大切な栄養素です。

◎そもそも脂質とは何か

脂質は、元々は水に溶けず、有機溶剤に溶ける物質のことをいいます。しかしこの定義にあてはまる物質は数限りないほどあります。そこで、栄養に関連した脂質は、特に断りがない場合は中性脂質を表すことになっています。1g が燃焼すると 9kcal と、炭水化物やタンパク質の 4kcal に比べて 2 倍以上のエネルギーを出す、効率の良いエネルギー源でもあります。

中性脂質はアルコールと脂肪酸が結合したものであり、この場合のアルコールは特に断りがない場合はグリセリン（グリセロール）を指します。

脂質は脂肪、油脂、油、脂（あぶら）などと呼ばれることもありますが、明確な違いはないと思って良いでしょう。しかし、脂質のうち、牛脂やラードのように室温で固体のものを脂肪、ゴマ油や魚油のように液体のものを脂肪油と呼ぶことは多いようです。

脂質は私たちの体にとって重要なエネルギー源であるだけでな
く、**細胞膜や臓器、ホルモンを構成したり、皮下脂肪として体を
寒さから守ったり、脂溶性ビタミンの吸収を助ける**など、様々な
はたらきを持っています。

　そのため、摂り過ぎにはもちろん気をつけなければなりません
が、適度な量をうまく摂取することが大切なのです。

◎脂質の構造

　脂質の構造は下の図のようになっています。これを加水分解す
ると1分子のアルコール（グリセリン）と3分子の脂肪酸になり
ます。記号Rで示してあるのは、炭素Cと水素Hからできた原
子団を意味します[*1]。

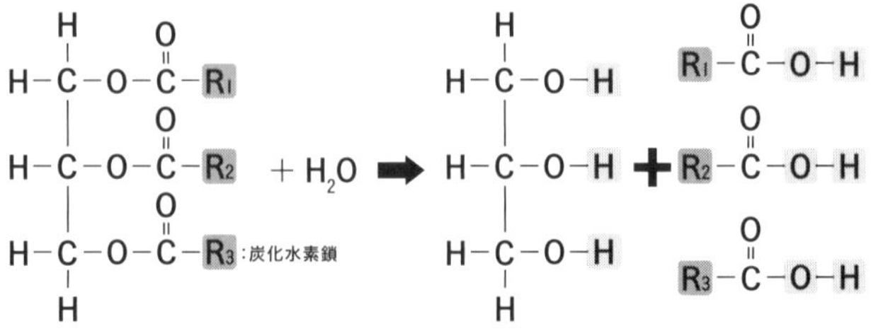

トリアシルグリセロール　　　グリセリン　　　3個の脂肪酸

　グリセリンは特定の構造を持った分子であり、どのような脂質
でもまったく同じです。一方、脂肪酸はRで示した原子団が各々
異なるため、いろいろな種類の脂肪酸があります。牛脂とラード
が異なるのは、この脂肪酸の部分が異なるためです。

*1　一般にこのようなグループを置換基という。

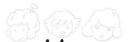

11 体に良い脂質と悪い脂質があるの？

> 「脂質」と一口に言っても、脂肪酸の部分の違いによって性質はいろいろです。脂質を含む食品には、肉類、魚介類、ナッツ類、バター、コーン油、オリーブオイルなどたくさんの種類があります。それぞれどんなものなのでしょうか。

◎飽和脂肪酸と不飽和脂肪酸

脂肪酸は下の図のように、大きく分けて飽和脂肪酸と不飽和脂肪酸の2つに分類されます。

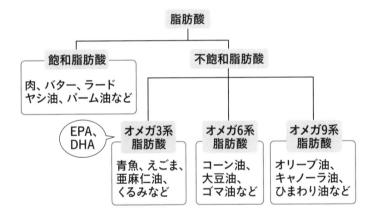

牛脂やラードなどの動物性の脂質は飽和脂肪酸からできており、融点が高いので一般に室温で固体です。エネルギー源にもなりますが、私たちの食生活で過剰摂取になりやすい脂肪酸です。

摂り過ぎると血液中のLDL（悪玉）コレステロールが増加し、循環器疾患のリスクが高まると言われています。

　それに対して植物や魚介類の脂質は不飽和脂肪酸からできており、融点が低いので室温で液体です。不飽和脂肪酸には、LDL（悪玉）コレステロールを減らし動脈硬化を予防する効果が期待できます。

◎オメガ-3系脂肪酸、オメガ-6系脂肪酸

　不飽和脂肪酸は、さらにオメガ-3系脂肪酸、オメガ-6系脂肪酸、オメガ-9系脂肪酸の3つの種類に分けられます。

　このうちオメガ-3系とオメガ-6系は体内で作ることができない**必須脂肪酸**です。

　オメガ-3系の脂肪酸にはα-リノレン酸、EPA、DHAが、オメガ-6系の脂肪酸にはリノール酸、γ-リノレン酸、アラキドン酸があります。

　しかし、α-リノレン酸があれば人間はそれを原料としてIPAとDHAは自分で作ることができ、同様にリノール酸があれば他のオメガ-6脂肪酸を作ることができます。したがって狭義に考えれば、必須脂肪酸はα-リノレン酸とリノール酸です。

　オメガ-3、オメガ-6それぞれの必須脂肪酸を含む食用油の種類と効用を表にまとめました。効用を見ると、オメガ-3脂肪酸とオメガ-6脂肪酸とでは全く逆になっていることが分かります。食品は多くの種類を満遍なく食べることが重要だと言われることの意味がよく分かるかと思います。

	オメガ -3	オメガ -6
主な脂肪酸	α - リノレン酸 DHA EPA	リノール酸
代表的な油	亜麻仁油 えごま油 チアシードオイル 青魚 など	べにばな油 コーン油 サラダ油 大豆油 マヨネーズ ゴマ油 など
主な作用	アレルギー抑制 炎症抑制 血栓抑制 血管拡張	アレルギー促進 炎症促進 血栓促進 血液を固める

◎EPA・DHA

「魚を食べると頭が良くなる」という話を耳にしたことがあるのではないでしょうか。魚には EPA、DHA という成分が多く含まれているため、そのようなイメージができたようですが、これらの栄養素が脳に良い効果を発揮するのかどうかはまだわかっていません。

EPA、DHA は不飽和脂肪酸のオメガ -3 脂肪酸です。DHA は脳や神経系に多く含まれている栄養素であり、EPA には血液をサラサラにし、中性脂肪やコレステロール値を下げる効果があると言われています。

オメガ -3 系の脂肪酸は、必須脂肪酸であることに加え、不足しやすい脂肪酸なので、頭が良くなるかどうかはともかく、意識的に摂取したい栄養素です。

実は、EPA と DHA は名前から構造が分かります。

EPA はイコサペンタエン酸のことで、イコサはギリシア語の数詞で20、ペンタは5です。そしてエンは二重結合を表します。つまり EPA は炭素数20個、二重結合数5個の脂肪酸ということです。

同様に DHA はドコサヘキサエン酸で、ドコサは22、ヘキサは6ですから、炭素数22個、二重結合数6個の脂肪酸ということになります。

両者の構造式を図に示しました。炭素の総個数と二重結合の個数を数えてみてください。名前の通りになっていることが分かると思います。

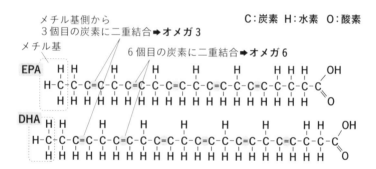

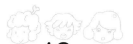

12 トランス脂肪酸は体に悪いの？

> 近年、トランス脂肪酸の健康への影響が懸念されるようになり、低減に取り組む食品会社も増えてきているようです。トランス脂肪酸とは、どんなものなのでしょうか。

トランス脂肪酸は心血管疾患（CVD）、特に冠動脈性心疾患（CHD）のリスクを高めると言われており、アメリカやカナダでは、食品中に含まれるトランス脂肪酸の量を明示することを義務付けています。

◎トランス脂肪酸の「トランス」とは何か

不飽和脂肪酸には、シス型とトランス型があります。

二重結合には4個の原子団（置換基）が結合することができますが、二重結合の同じ側に同じ原子団が結合したものを**シス型**、反対側に結合したものを**トランス型**といいます。

前項の EPA と DHA の構造式を含め、自然界にある脂肪酸は

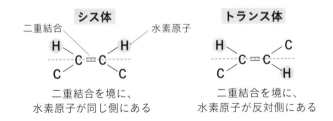

シス体
二重結合　　　　　　水素原子
二重結合を境に、水素原子が同じ側にある

トランス体
二重結合を境に、水素原子が反対側にある

全てがシス体です。

　トランス脂肪酸は、二重結合の反対側に水素が結合したトランス型の脂肪酸なのです。

　二重結合を１個だけ含むオレイン酸を例にとって、トランス体（人工）とシス体（天然）の構造を見てみましょう。形が大きく異なっていることがわかります。天然のシス体は曲がっているのに対し、トランス体はまっすぐです。シス体はその曲がった構造のために規則的に折り重なって結晶（固体）になることができないのに対して、まっすぐな構造のトランス体は規則的に重なって固体になることができます。このようなことが健康に影響しているのではないでしょうか？

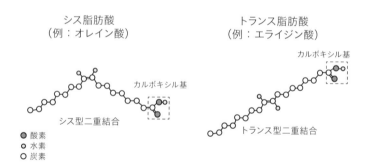

シス脂肪酸
（例：オレイン酸）

カルボキシル基

シス型二重結合

● 酸素
○ 水素
○ 炭素

トランス脂肪酸
（例：エライジン酸）

カルボキシル基

トランス型二重結合

◎なぜトランス脂肪酸が含まれる食品があるのか

　トランス脂肪酸には、油脂を加工する際にできるものと、食品中に天然に含まれるものがあります。

　不飽和脂肪酸を多く含み、液体となっている脂質に触媒を使って水素 H_2 を反応（接触還元）すると、脂肪酸の二重結合が一重結合になって飽和脂肪酸になり、それにともなって液体だった脂質が固体になります。このような脂質を一般に**硬化油**といい、マーガリン、ショートニング、それらを原材料として使用したパン、ケーキ、揚げ物などに使われています。

　天然にトランス脂肪酸が含まれる食品は、牛肉や羊肉、牛乳、乳製品などです。牛や羊などの反芻動物には、胃の中に微生物が存在し、その微生物が不飽和脂肪酸の中のシス型二重結合の一部をトランス型に変化させます。

　そのため、牛肉や羊肉、牛乳、ヨーグルト、バターなどにも微量ではありますがトランス脂肪酸が含まれているのです。

◎トランス脂肪酸の健康への影響

　トランス脂肪酸を多くとると、血液の中のLDL（悪玉）コレステロールが増加し、HDL（善玉）コレステロールが減少するといわれています。また、冠動脈性心疾患のリスクが高まることが報告されています。

　トランス脂肪酸の摂取を避けるため、食品を選ぶ際には原材料などにも注意して、硬化油由来の食品や加工食品を控えることが効果的だと考えられます。

13 核酸って栄養になるの？

> 核酸を配合した"健康食品"が出ているようです。核酸は生物にとって重要な物質であることは間違いありませんが、食事から摂取する必要はあるのでしょうか。

◎核酸と栄養

　核酸は細胞の核に含まれ、生物の遺伝および成長に関与する高分子の有機化合物です。核酸には DNA と RNA があり、DNA は遺伝情報を担い、RNA はタンパク質生合成に重要な役割を果たしています。

　私たち人間の体は約 60 兆個もの細胞が集まってできており、ほとんど全ての細胞が数ヵ月で生まれ変わります。

　その細胞の生まれ変わりのサイクルを担っているのが核酸なのです。

　核酸は細胞の中に含まれるため、肉や魚、野菜、果物、穀物など細胞を含む食品であればその量には違いがあるものの、核酸が含まれています。

　しかし、核酸は普通の食事で摂取するタンパク質や炭水化物の代謝産物を原料として、体内で生合成されるので、食事から摂取しなければならない必須栄養素ではありません。また、食事に含まれる核酸は分解されてから吸収されるため、核酸をいくら食べても体内で核酸の合成量を増加させることにはなりません。

◎核酸と免疫の関係

核酸は糖とリン酸と塩基からできたヌクレオチドという単位分子が多数結合した天然高分子です。

最近、正常な免疫機能の維持には、食事からヌクレオチドが供給されることは必要である、という研究報告が発表されています。

ヌクレオチドを全く含まない精製飼料を与えられたマウス群では免疫機能が低下し、精製飼料にヌクレオチドを添加した群では正常、すなわち市販飼料なみの免疫機能を示した、というもので

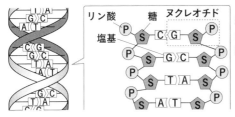

糖がデオキシリボースならDNA、リボースならRNAになる

す。

しかし人間の場合、普通に食事をしていれば、一日に約１〜２ｇのヌクレオチドを摂取しています。ヌクレオチドを全く摂取しないと免疫機能が低下するかもしれませんが、余分に摂取しても免疫機能が高まるとは限りません。

◎核酸と高尿酸血症

核酸摂取効果として若返りやダイエット効果に言及することは危険な場合もあります。高尿酸血症や痛風等、尿酸値の高い人がこの種の健康食品を常用する場合です。尿酸値が高くなる原因は

血中の尿酸量が増えることですが、尿酸はプリン体という物質が分解されてできます。

　したがって、尿酸値の高い人はプリン体の摂取を控える必要があります。ところが、核酸の塩基の半分はプリン体ですので、摂取のしすぎには注意が必要です。

　このように、痛風の原因となる尿酸の原料になるということで悪者扱いされることがあるプリン体ですが、生命活動において、なくてはならないものでもあるのです。

　遺伝情報を担う DNA に含まれる４種類の塩基のうち２種類はプリン体であることに加え、体の中でエネルギーの貯蔵を担うATP（アデノシン三リン酸）もプリン体の一種です。

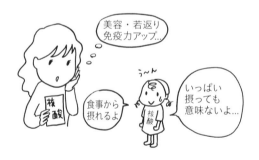

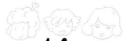

14　酸性食品・アルカリ性食品ってなんのこと？

> 酸性食品・アルカリ性食品という言葉を耳にしたことはあるで
> しょうか。スッパイ梅干しは酸性食品ではなく、アルカリ性食
> 品に分類されます。どのように区別されているのでしょうか。

　実は酸っぱい梅干しはアルカリ性食品です。では、酸性、アル
カリ性はそれぞれどんな食品のことを言うのでしょうか。

◎酸性とアルカリ性

　酸性・アルカリ性という言葉は生体、栄養、どちらにとっても
重要な言葉ですからここで説明しておきましょう。
　水溶液には中性、酸性、アルカリ性という3つの「状態」があ
ります。
○中性：水 H_2O はわずかですが分解して H^+（水素イオン）と
　OH^-（水酸化物イオン）を発生します。したがって純粋な水
　中には H^+ と OH^- が同数ずつ存在します。このような「状態」
　を中性といいます。
○酸性：H^+ の濃度が OH^- の濃度より高い状態を酸性といいます。
　酸の溶けている状態がこれに相当します。
○アルカリ性：OH^- の濃度が H^+ の濃度より高い状態をアルカリ
　性といいます。塩基が溶けている状態がこれに相当します。

◎水素イオン指数ｐＨ

H^+ の濃度を水素イオン指数 **pH（ピーエッチ）** という記号で表します。pH＝7 が中性であり、それより小さいと酸性、大きいと塩基性であることになります。pH の数値は 0 ～ 14 で変化し、数値が 1 異なると H^+ 濃度は 10 倍違うことになります。

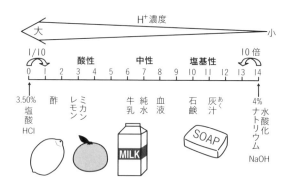

◎レモンや梅干しは酸性食品ではない？

レモンや梅干しは酸っぱくて、水に溶けると H^+ を出します。

しかし、これらは酸性食品ではなくアルカリ性食品に分類されています。

ある食品が酸性食品なのかアルカリ性食品なのかは、食品の水溶液をそのまま測定したものとは異なります。食品を燃やして、後に残った灰を水に溶かしてその水溶液の水素イオン濃度を計って決めるのです。

◎アルカリ性食品とはどんなもの？

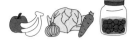

　植物を燃やした後に残る灰を水に溶かした上澄み液を灰汁（あく）と言います。植物は炭水化物だけでなく各種のミネラルを含みます。ミネラルは金属元素であり、燃やすと酸化物として残ります。これが灰です。

　灰の中には酸化カルシウム CaO などもあり、これが水に溶けるとアルカリ性の水酸化カルシウム $Ca(OH)_2$ となります。だから灰汁は塩基性なのです。

　これは梅干しでもレモンでも同じことです。ですから野菜、果実などの植物性食品はアルカリ性食品ということになります。

◎酸性食品とはどんなもの？

　それに対して肉や魚の主成分はタンパク質です。タンパク質はアミノ酸からできており、アミノ酸は窒素 N、硫黄 S を含みます。窒素が燃えると窒素酸化物となります。窒素酸化物には多くの種類があるため、まとめて NOx と書き、ノックスと呼びます。NOx は水に溶けると硝酸 HNO_3 などの強酸になります。

　同様に硫黄が燃えると各種の硫黄酸化物になるので、これもまとめて SOx と書き、ソックスと呼びます。SOx は水に溶けると硫酸 H_2SO_4 などの強酸になります。

　そのため、動物性食品は酸性食品となります。

第3章
身近にあふれる
ビタミン・ミネラル

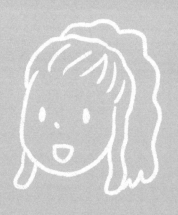

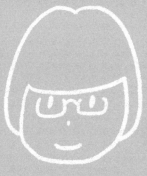

01 ビタミンってどんな栄養素？

> ビタミンには、ビタミンA、ビタミンCなど多くの種類があります。
> そもそもビタミンとはなんのことなのでしょうか。

◎ビタミンの分類

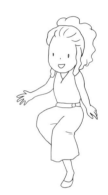

ビタミンとは、**生物の生存・生育に必要な微量成分のうち、生物が自分の体内で合成することのできない物質のこと**をいいます。そのため、人間にとっての"ビタミン"と他の生物にとっての"ビタミン"は異なります。

たとえばアスコルビン酸は、人間にとってはビタミン（ビタミンC）ですが、多くの生物にとっては、自分で合成することができるものなので、"ビタミン"ではないのです。

人間にとってのビタミンは13種が認められており、体の構成成分になったり、機能を調節したりする大切な栄養素です。

しかし、各ビタミンはいろいろの種類に分かれており、その全種類、および各ビタミンの間の関係は複雑です。

ビタミンは機能によって分類されており、化学的な物質名とは一致しません。

　「ビタミン」というのは分類名であって、「ビタミン」という物質があるわけではないのです＊1。

　たとえばビタミンAという分類には化学的な物質としてはレチナールとレチノールなどが入ります。

◎ビタミンのアルファベットにはどんな意味がある？

　そもそも、ビタミンA、ビタミンCなどのビタミンの分類名は、どのように決められたのでしょうか。

　ビタミンA、B、Cについては命名された順番にアルファベットが付けられており、当初は脂溶性のものはビタミンA、水溶性のものはビタミンB、壊血病予防に効果のあるものはビタミンCと名付けられました。

　しかし、水溶性のものがさらに見つかってビタミンB_1、B_2と増やされ、そこから同じビタミンだとわかったり、ビタミンとは呼べないものだとわかったものが除外された結果、ビタミンB_1、B_2、B_6、B_{12}と飛び飛びになっているのです。

　ビタミンKは、血液凝固のはたらきがあることから、ドイツ語で「凝固」の意味を持つ「Koagulation」の頭文字が付けられたということです。

◎かつてはビタミンFやビタミンG、ビタミンHも存在していた！

　ビタミンの種類は、ビタミンA、B、C…と続き、ビタミンEの次がビタミンKといきなり飛んでいますね。それは、完全にアルファベット順に名付けられているわけではなく、何かの頭文

＊1　「ビタミン」という言葉は、もともとは「生命活動に必要なアミン（vital amine）」という意味で「vitamine」と名付けられた。

字から名付けられたものもあることに加えて、もともとあったビタミンが名前を変えたり、ビタミンの枠から除外されたりしたためです。

　たとえばビタミンＦは、リノール酸などの必須脂肪酸のことで、ビタミンの定義から外れるとしてビタミンから除外されました。

　そして、発育に関わるビタミンとして「Growth」の頭文字から名付けられたビタミンＧは、その性質について研究が進み、現在はビタミンＢ群の中のビタミンB_2となっています。

　また、皮膚や粘膜を健康に保つ働きを持つことから、ドイツ語で皮膚を意味する「Haut」の頭文字をとって名付けられたと言われるビタミンＨは、なんとビタミンB_7と呼ばれていた時代もあり、現在はビオチンと呼ばれているという、異色の経歴の持ち主です。

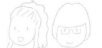

02 ビタミンにはどんな種類があるの?

> ビタミンは水に溶ける水溶性ビタミンと水に溶けない脂溶性ビタミンに分けられ、効果的な摂り方も異なります。その種類とはたらきを見ていきましょう。

◎水溶性ビタミン

水に溶けるビタミンで、体内の代謝に必要な酵素のはたらきを補っています。過剰に摂取した場合も尿に溶けて排出されるため、過剰摂取の心配はあまりありませんが、体の外に排出されやすいので1日に何回かに分けて摂取すると効果的です。

・ビタミンB群:ビタミンB1、B2、B6、B12、ナイアシン、パントテン酸、葉酸、ビオチン
・ビタミンC:アスコルビン酸

ビタミンB1

疲労回復や、糖質をエネルギーに変える上で不可欠なビタミンです。脳の中枢神経や手足の末梢神経を正常に保つはたらきがあります。

ビタミンB2

脂肪を燃焼させ、生活習慣病の予防・改善に効果があります。健康な皮膚や髪、爪をつくるはたらきもあります。

ビタミンB6

タンパク質の分解・合成を助けて皮膚や粘膜の健康維持に役立ちます。

また、ホルモンバランスを整えたり、精神を安定させるはたらきもあります。

ビタミンB12

葉酸と一緒に働いて貧血を予防します。また、神経機能を正常に保ったり、睡眠を促すはたらきもあります。

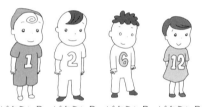

ビタミンB₁　ビタミンB₂　ビタミンB₆　ビタミンB₁₂

ビタミンC

皮膚や血管の老化を防ぎ、免疫力を高めるはたらきや、ストレスに対する抵抗力を高めるはたらきがあります。また、コラーゲンの合成に関わっているため、美肌・美白効果もあります。

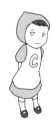

　その他のビタミンＢ群に含まれる栄養素には、以下のような
ものがあります。

ビオチン

　炭水化物（糖質）、タンパク質、脂質をエネルギーに変えるの
に役立ち、皮膚や粘膜、髪を健康に保つはたらきもあります。

　アトピーの薬としても使われている成分です。

ナイアシン

　私たちの体の中の酵素のうち、500種類もの酵素をサポートす
る補酵素としてはたらいています。アルコールを分解して二日酔
いを防ぐはたらきや、皮膚や粘膜を健康に保つはたらきがありま
す。

パントテン酸

　「いたるところに存在する酸」という意味の名前で、様々な食
品に含まれるため、しっかり食事をしていれば不足することはほ
とんどありません。

　ストレスを和らげたり、エネルギーの代謝を助けたり、動脈硬
化を防ぐはたらきがあります。

葉酸

　ビタミン B_{12} と一緒に赤血球をつくるビタミンです。

　タンパク質や核酸の合成を助けるはたらきがあり、乳幼児の健
康な発育や、成人の皮膚や粘膜を健康に保つために重要な栄養素
です。

◎脂溶性ビタミン

　水に溶けないビタミンで、体の機能を正常に保つはたらきをしています。脂肪に溶けるので、油と一緒に摂ると吸収されやすくなります。

　肝臓や脂肪組織に蓄えられるため、過剰に摂取した場合には体内に残り、ビタミン過剰症を起こすことがあります。サプリメントとして錠剤で簡便に摂取している場合には、過剰摂取になる場合がありますので、注意が必要です。

・ビタミンＡ：レチノール、βカロテンなど
・ビタミンＤ：エルゴカルシフェロールなど
・ビタミンＥ：トコフェロールなど
・ビタミンＫ：フィロキノンなど

ビタミンＡ

　目の機能を改善する効果や、粘膜を健康に保つことでウイルスの侵入を防ぐはたらき、動脈硬化やガンを予防するはたらきがあります。暗いところでも目が見えるのは、ビタミンＡから作られる「ロドプシン」という成分のおかげです。

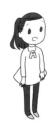

ビタミンD

カルシウムの吸収を助け、骨や歯を丈夫にするはたらきや、免疫力を高めるはたらきがあります。太陽の光を浴びることで体の中でも作られるので、太陽のビタミンとも呼ばれます。

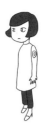

ビタミンE

抗酸化作用を持ち、老化防止や生活習慣病の予防に役立ちます。そのほかにも血流を改善するはたらきや美肌効果もあります。

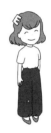

ビタミンK

ケガなどで出血した際に血液を凝固させて止血するのに役立つことから「止血ビタミン」とも呼ばれます。また、カルシウムの吸収を助けるはたらきもあります。

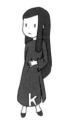

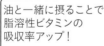

油と一緒に摂ることで脂溶性ビタミンの吸収率アップ！

緑黄色野菜やきのこ類は炒め物や揚げ物がおすすめ！

03 ビタミンが足りないとどうなるの？

> ビタミンは私たちの体の機能を正常に保つために欠かせない栄養素です。自分の体内で作ることができない「ビタミン」は、食事から摂取しなければなりません。

◎ビタミンが不足するとどうなる？

ビタミンは、通常の食事を取っていれば必要量は摂取できます。しかし、極端に偏った食事を続けたり、病気などによって十分な食事ができない場合、ビタミンが不足して様々な症状を引き起こします。

どのような症状があらわれるかは、ビタミンの種類によって異なります。主なものとしては、ビタミン B_1 不足による脚気・ビタミンC不足による壊血病・ビタミンD不足による骨軟化症などがあります。

また、このような明らかな病気までいかなくても、ビタミンの不足によって日常的に体の不調をきたしている状態を、潜在性ビタミン欠乏症と呼びます。

日本をはじめ先進国では、かつてのようなビタミン欠乏症は少なくなっています。その一方で無理なダイエットや不規則な食生活、高齢になるにつれて食生活が変化することなどから、潜在性ビタミン欠乏症になるケースが増えていると考えられています。

◎各ビタミンの不足によって引き起こされる欠乏症

どのビタミンが不足しているかによって、欠乏症の種類は異なります。下の表のように、体のいろいろな部分に様々な症状があらわれます。

私たちの体の機能を正常に維持するために重要なはたらきをしているビタミンを、バランスの良い食事でしっかりと摂取する必要があります。

ビタミンの種類		欠乏症
脂溶性ビタミン	A	夜盲症、発育期に不足すると成長の遅延
	D	くる病、骨軟化症、筋力低下
	E	流産、不妊症、多発性ニューロパチー、貧血、脱毛
	K	出血傾向、新生児では脳内出血の原因になる
水溶性ビタミン	B₁	かっけ、末梢神経障害、ウェルニッケ脳症
	B₂	口角炎、口内炎、舌炎、皮膚炎、流涙、角膜の血管新生
	B₆	けいれん、認知障害、皮膚炎、貧血、口角炎
	B₁₂	貧血（大球性貧血、悪性貧血）、末梢神経障害、脊髄障害、認知障害
	ナイアシン	意識障害、認知障害、筋固縮、皮膚炎
	葉酸	大球性貧血、下痢、舌炎
	パントテン酸	足の灼熱感、四肢のしびれ感、起立性低血圧
	ビオチン	筋肉痛、皮膚炎、絶縁、吐き気、嘔吐
	C	壊血病、出血傾向による神経障害

この中で、特にビタミンB群の欠乏が神経障害と関係する

04 ビタミンは植物だけが持っているの?

ビタミンというと、野菜や果実をイメージしがちですね。しかし、ビタミンは植物のみに含まれているわけではないのです。どんなものに含まれているのか、見てみましょう。

◎昆虫だってビタミンを持っている

人間にとってのビタミンとは、生物の生存・生育に必要な微量成分のうち、自分で作ることのできないもののことです。ということは、植物だけでなく、魚類、両生類、爬虫類はもちろん、昆虫その他の人間以外の動物だってビタミンを持っている可能性があります。

ご参考までに昆虫の作るビタミンを示しておきましょう。

昆虫のビタミン含有量（単位：mg/ 昆虫 100g)									
	ビタミン								
	A	チアミン	リボフラビン	ナイアシン	ピリドキシン	ビオチン	葉酸	パントテン酸	B12
ヤママユガの一種	0.03	0.15	3.2	9.4	0.05	0.03	0.02	0.008	0.014
シロアリの一種		0.13	1.14	4.59					

◎ビタミンを含む様々な食品

　動物の肉はビタミン B1、B2、ナイアシン等のビタミン B 群を豊富に含みますし、レバーは B 群だけでなく、ビタミン A も含んでいます。魚も B 群の他にビタミン D を含んでいて、その中でもウナギはビタミン C も含んでいます。また、卵は食品の王様と言われるだけあって、B 群の他にビタミン A を含んでいます。

　下の表からも、動物性食品の中にもいろいろなビタミンが含まれていることが分かります。

ビタミン	食材
ビタミン B1	肉、豆、玄米、チーズ、牛乳、緑黄色野菜
ビタミン B2	肉、卵黄、緑黄色野菜
ビタミン B6	レバー、肉、魚、卵、乳、豆
ビタミン B12	レバー、肉、魚、卵、チーズ
ビタミン C	緑黄色野菜、果物
ナイアシン	肉、魚介類、海藻類、種実類
パントテン酸	レバー、卵黄、豆類
葉酸	レバー、豆類、葉もの野菜、果物
ビオチン	レバー、卵黄
ビタミン A	レバー、卵、緑黄色野菜
ビタミン D	肝油、魚、きくらげ、しいたけ
ビタミン E	胚芽油、大豆、穀類、緑黄色野菜
ビタミン K	納豆、緑黄色野菜

05 ホルモンって栄養素なの?

成長ホルモンやアドレナリン、セロトニンなど、様々な種類があるホルモン。そもそも、ホルモンは「栄養素」なのでしょうか。

◎ビタミンとホルモンの違い

ビタミンもホルモンも有機化合物で、微量で生体機能を円滑に制御する作用のある物質です。したがって、ビタミンとホルモンの厳格な区別は困難であり、ビタミンDはホルモンの一種とみなす研究者もいます。

ここでは、生命活動を制御する有機化合物のうち、人間が自分で体内合成できるものをホルモン、できないものをビタミンと区別することにしておきましょう。

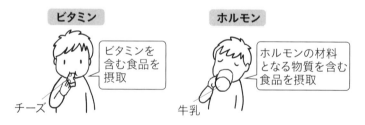

ビタミン
ビタミンを含む食品を摂取
チーズ

ホルモン
ホルモンの材料となる物質を含む食品を摂取
牛乳

人間は、ビタミンを食品から摂取しなければなりません。

しかし、ホルモンは、原料となる物質さえ摂取すれば自分で作ることができます。したがってホルモンは栄養素の一種とはみな

されていません。

◎ホルモンとは

　ホルモンは、体の外や内部に起こった情報に対応して、体内の特定の器官で合成・分泌され、血液などの体液を通して体内を循環し、別の決まった細胞でその効果を発揮する生理活性物質を指します。

　その他に、どのような細胞でも生産され、しかも分泌された部位の近くの細胞、もしくは分泌した細胞自体に作用するホルモンもあります*1。

　ホルモンには多くの種類があり、それぞれ原料が違います。

　たとえば、甲状腺ホルモン、アドレナリン、ノルアドレナリンは、チロシンというアミノ酸などが原料です。

　また、成長ホルモンやインスリンはアミノ酸が100個以上繋がったもので、アミノ酸が必要です。

　副腎皮質ホルモン、男性ホルモン、女性ホルモンについては、コレステロールが原料です。

　ホルモンは体の健康維持のためにいろいろな機能を調節していますが、主に個体の生命と活動性の維持、成長と成熟および生殖機能を担っています。現在、体の中には100種類以上のホルモンが見つかっていますが、この種類はこれからもまだ増えると思われます。

　＊1　局所ホルモン、あるいはオータコイドと呼ばれ、ヒスタミンなどがあります。

◎主なホルモンとそのはたらき

主なホルモンがどの臓器で作られ、どのようなはたらきをするのか見てみましょう。

ホルモンを作る臓器	ホルモン名	作用
下垂体前葉	成長ホルモン	成長促進、脂質代謝調節
下垂体後葉	抗利尿ホルモン	尿濃縮作用、血管収縮作用
甲状腺	甲状腺ホルモン	エネルギー代謝、成長発育促進
副甲状腺	副甲状腺ホルモン	血中カルシウム濃度の恒常性維持
副腎皮質	副腎皮質ホルモン	糖・脂質・タンパク質代謝、抗炎症・抗アレルギー作用
副腎髄質	アドレナリン、ノルアドレナリン	血圧上昇、心臓賦活作用、糖・脂質代謝
卵巣	エストロゲン、プロゲステロン	女性的性格形成、月経発来、動脈硬化抑制、骨吸収抑制
精巣	テストステロン	生殖器官成長、男性的性格形成

◎脳内ホルモン

脳からは、心身の情報を全身に伝えるメラトニンなどのホルモンに似た働きを持つ物質や、脳の神経細胞間の情報伝達を行うセロトニンなどの神経伝達物質など、なんと、約100種類以上の脳内物質が分泌されています。

一般にメラトニンを睡眠ホルモン、セロトニンを幸せホルモンなどと呼ぶように、このような脳内物質を"脳内ホルモン"と呼んでいます。脳内ホルモンの働きによって幸せな気分を味わうこともあれば、物事に対する依存性を高めてしまうこともあります。

コラム
02 フェロモンってなんのこと？

　「ホルモン」と「フェロモン」。言葉は似ていますが、どんな違いがあるのでしょう。

　ホルモンはそれを分泌した個体にだけ作用します。花子さんの内臓が分泌したホルモンは花子さんの体だけに作用し、他人である一郎君の体に作用することはありません。しかしフェロモンは違います。

　フェロモンは花子さん以外の個体、つまり一郎君はもちろん、二郎君、三郎君、…千郎君どころか百万郎君にまで作用するのです。

　最初に発見されたフェロモンは蚕の分泌するボンビコールでした。これは1匹のメスの蚕から分泌されたわずか10^{-10}gで100万匹のオスを狂乱させたと言います。

　人間にもフェロモンが存在するのかどうかは興味深い所ですが、未だはっきりしていません。人間のフェロモンは腋の下のアポクリン腺から分泌される汗のような物質に含まれ、それを感知するのは鼻にあるヤコブソン器官であるとの説もありますが、確定してはいないようです。もしかしたらワキガにはものすごい魅力があるのかもしれません。

06 ミネラルってどんな栄養素？

> 地球上の自然界にはおよそ90種類の元素がありますが、そのうち生体を構成する主要な元素は4種類であり、それは酸素O、炭素C、水素H、窒素Nです。これら以外の元素を一般にミネラルといいます。

　元素のうち70種類ほどは金属元素ですから、ミネラルといわれるものの大部分は金属元素ということになります。ミネラルの中で金属でないものはリンP、硫黄S、塩素Cl、臭素Br、ヨウ素Iくらいのものといって良いでしょう。

◎ホメオスタシス

　ミネラルのうち、16元素（亜鉛Zn・カリウムK・カルシウムCa・クロムCr・セレンSe・鉄Fe・銅Cu・ナトリウムNa・マグネシウムMg・マンガンMn・モリブデンMo・ヨウ素I・リンP・硫黄S・塩素Cl・コバルトCo）が必須ミネラルとされています。ミネラルは人の体内で作ることはできないため、毎日の食事から摂る必要があります。

　生物の体にはその内部環境を一定に保つはたらきがあり、それを生体恒常性、ホメオスタシスといいます。

　生体中には成人で10g程度の金属イオンを含んでいますが、その濃度は常に一定に保たれています。図はその関係を表したもので、金属イオン濃度が薄い場合はもちろん、濃すぎる場合にも生

体に害となることが分かります。極端な場合には死に至ることもあります。特に重金属の場合には、多すぎれば中毒死ということになります。水銀、タリウム、カドミウム、鉛などは有毒重金属としてよく知られています。

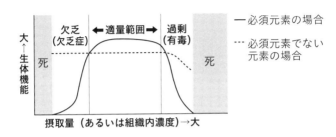

◎ミネラルのはたらき

ミネラルの生体内でのはたらきには次のようなものがあります。

ミネラルの機能	ミネラル
体内イオンの運搬	Na、K
イオンの調節機能	Na、K、Mg、Ca
タンパク質の立体構造維持、安定化	Ca、Mg、Mn、Zn
触媒機能（酸・塩基）	Zn、Mn、Fe、Ni
触媒機能（酸化・還元）	Mn、Fe、Cu、Mn、V、Co、Ni
酸素運搬・貯蔵	Fe、Cu

ミネラルは、体の細胞の中と外のミネラルのバランスを調節したり、他の栄養素の働きを促進する触媒機能などを持っています。生命体は複雑な化学反応を行って生命を維持しており、その生化

学反応を支配しているのが酵素です。この酵素の役割を触媒機能といいます。酸や塩基（アルカリ）は触媒として重要なはたらきをしますが、ミネラルはこの酸、塩基のもととなる物質なのです。

　また、タンパク質の立体構造をボタンやピンのようなはたらきで維持しているのも、ミネラルです。
　タンパク質は長い紐状の分子で固有のルールにしたがって折り畳まれています。タンパク質が折り畳み方を間違えると、タンパク質としての機能（酵素機能など）を失うだけでなく、狂牛病のような重篤な病気に繋がるため、非常に重要な機能です。

　ミネラルは1つの種類だけでその機能を果たすのではなく、複数の種類が一緒にはたらくことでうまく機能するため、バランスよく摂取することが大切です。

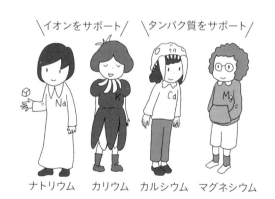

\イオンをサポート/　\タンパク質をサポート/

ナトリウム　カリウム　カルシウム　マグネシウム

07　ミネラルはどんなものに含まれているの？

> ミネラルは元素ですから、ビタミンやホルモンなどの分子と違っ
> て、生物が自分で作ることはできません。しかし、すべての生
> 物が生きる上で必要なものです。

◎すべての生物はミネラルを持っている

植物も動物も、すべての生物は、もともとなにがしかのミネラ
ルを持っています。持っていなければ生命を維持することはでき
ません。

植物を燃やした後に残る灰を水に溶いた上澄み液の灰汁は塩基
性です。植物の成分というとデンプンやセルロースなどの炭水化
物を思い浮かべます。でもそれだけではありません。

炭水化物は炭素（C）、水素（H）、酸素（O）だけからできた
ものです。炭素を燃やしたら二酸化炭素（CO_2）になり、水素を
燃やしたら水（H_2O）になり、酸素は燃焼温度で炭素や水素と反
応して二酸化炭素と水になります。二酸化炭素は気体であり、水
は燃焼温度では蒸発して気体の水蒸気になります。

つまり、もし植物が炭水化物だけでできているとしたら、植物
を燃やした後には何も残るものはないはずなのです。ところが、
灰が残ります。これがミネラルなのです。この灰が、ミネラルの
酸化物あるいは酸化物がさらに二酸化炭素と反応した炭酸塩で
す。

燃やした後に灰が残るのは植物だけではありません。肉だって魚だって灰が残ります。それはやはりミネラルの残骸なのです。

植物を燃やすと何が残る？

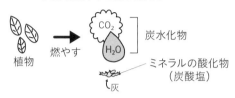

◎各ミネラルのはたらきと主な食品

　主なミネラルの効用と、それを含む主な食品を見てみましょう。

ミネラル	効用	主な食品
カルシウム	骨や歯の素になります。筋肉、神経、心臓が正常に動くように調節します。	小魚、乳製品、ナッツ類、ヒジキ、ホウレンソウ
亜鉛	消化、代謝、生殖等に関係する多くの酵素の原料です。不足すると味覚、嗅覚、聴覚が低下し、免疫力も低下します。	牡蠣、牛肉、卵、ナッツ類
カリウム	血圧の調節、心筋収縮の調整、神経伝達などのはたらきをします。不足すると脱力感、疲労感、高血圧などの症状が出ます。	緑黄色野菜、ナッツ類、コンブ、ヒジキ
鉄	酸素運搬物質ヘモグロビンの原料です。不足すると貧血になります。	レバー、心臓・腎臓などの内臓、卵黄、緑黄色野菜、ヒジキ
マグネシウム	骨や歯の素になります。各種の酵素や補酵素の原料となります。	穀物類、ナッツ類、大豆製品、ヒジキ、コンブ
ナトリウム	血圧の調節、心筋収縮の調整、神経伝達などのはたらきをします。摂り過ぎると高血圧になります。	食塩、醤油などの調味料、漬物、肉や魚の加工品

　ミネラルは様々な食品に含まれていますが、最近ではダイエットなどで摂取する食品の種類が偏るために、ミネラル摂取量が減ってしまうということもあります。また、食品の製造・加工の過程でも失われる可能性があります。

　さらには、十分な量のミネラルを摂取していると思っていても、摂取した量の全てを吸収できるわけではありません。

　ミネラルは、食物繊維や他のミネラルとの競合などによって吸収阻害を受けるため吸収されにくいと言われており、不足しがちな栄養素です。

　特定保健用食品に認められているミネラルは、たんぱく質や有機酸などの物質がミネラルと自然に結合することにより、溶解性が高く、吸収が良くなっている可能性があります。そういったものを利用するのも良いかもしれません。

08 微量元素ってなんのこと？

> ミネラル元素は生体維持のために重要な元素で、種類によって
> 必要とされる量が違います。必要量によって多量元素、微量元
> 素などと呼ばれます。

◎多量元素

自然界に存在する約90種[1]の元素の中で、アミノ酸、タンパ
ク質、核酸、脂質、糖質などのように、生体を作り上げるために
利用されている元素を多量元素といいます。

それは酸素、炭素、水素、窒素、カルシウム、リンの6種類の
元素です。これらは体内濃度が特に高くなっています。6種類の
元素を合計すると、人体中の体内存在量は98.5％を占めることが
知られています。

◎少量元素

多量元素の次に濃度が高いのが少量元素と呼ばれるグループで
す。これは、硫黄、カリウム、ナトリウム、塩素、マグネシウム
で、体内濃度は0.05～0.25％となります。

多量元素と少量元素を合わせた11元素を常量元素と呼び、こ
れらを合計すると人体中の体内存在量は99.3％を占めます。

---

[1] 元素の中には人工的に作られたものもあり、それを含めると現在118種が知られて
いる。

◎微量元素

しかし、これら 11 元素だけでは生命と健康を維持することはできません。残りの 0.7％には微量ではあるものの生命機能を維持する上で重要な微量元素と超微量元素が含まれます。微量元素は ppm オーダー＊1 でしか存在しません。

微量元素は、鉄、フッ素、ケイ素、亜鉛、ストロンチウム、ルビジウム、臭素、鉛、マンガン、銅の 10 元素です。

◎超微量元素

さらに少量、ppb オーダー＊2 でしか存在しない元素を超微量元素と呼びます。

超微量元素には、アルミニウム、カドミウム、スズ、バリウム、水銀、セレン、ヨウ素、モリブデン、ニッケル、ホウ素、クロム、ヒ素、コバルト、バナジウムの 14 種類があります。

微量元素は生化学反応を支配する各種酵素（触媒）、酸化還元、酸素分子の運搬や貯蔵、遺伝子発現に関与するたんぱく質や酵素に必要不可欠なもので、欠乏すると生化学的に異常反応を引き起こし、色々な疾患の原因となります。また、鉛、水銀、カドミウム、ヒ素など毒物として知られる元素も入っていることから分かる通り、過剰な摂取は重篤な疾病につながる可能性もあります。

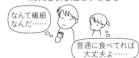

微量にもかかわらず、不足したり過剰に摂ると病気を引き起こすことも

なんて繊細なんだ……

普通に食べてれば大丈夫よ……

＊2　100 万分のいくつかを表す単位。
＊3　10 億分のいくつかを表す単位。

09 軟水と硬水って何が違うの?

> 水には、軟水と硬水があります。軟水はさっぱりとした風味、硬水は苦みが感じられます。そもそも、水が「軟らかい」「硬い」というのは何によって決まるのでしょうか。

◎いろいろなものが溶け込んでいる「水」

私たちが普段使う水道水は、無色透明で純粋に見えますが、多くの物質が溶け込んだ不純な水です。まず空気が溶け込んでいるため、二酸化炭素が水と反応して炭酸となっています。つまり炭酸水なのです。その他にカルシウム、あるいはリン、鉄など雑多な成分が溶け込んでいます。

純粋な水はよほど特殊な研究機関にでも行かない限り、お目にかかれるものではありません。

◎軟水と硬水の違いは、水に溶け込んでいるミネラルの量

軟水と硬水の違いは、水に溶け込んでいるミネラル、金属成分の量の違いです。この量を表す指標が水の**硬度**です。ですから簡単にいえば、軟水と硬水の違いは「硬度」の違いです。

ではこの「硬度」とは何でしょう? 硬度とは、水1Lに含まれるカルシウムCaやマグネシウムMgの含有量を炭酸カルシウム$CaCO_3$に換算した量であり、普通は水1Lあたりの含有量(mg/L)で表します。

　硬水、軟水の基準は国によって異なります。日本での一般的な分類は軟水（100mg/L 未満）、硬水（100mg/L 以上）です。

　しかし、WHO（世界保健機関）では4段階に分け、軟水（60mg/L 未満）、中程度の硬水（60 〜 120mg/L）、硬水（120 〜 180mg/L）、非常な硬水（180mg/L 以上）としています。

　一般に硬水は、口当たりが重く苦みを感じるといい、反対に軟水はまろやかな口当たりとさっぱりとした風味が特徴です。日本の水は軟水が多く、欧米の水は硬水といわれます。日本人は飲みなれているせいか、軟水を美味しいと感じるようです。しかし、美味しいか不味いかはその人の好みであり、一般に飲みなれている水は美味しいと感じやすいので、硬度が低ければ美味しく、高ければ不味いというものでもありません。

　市販されている水の硬度を見てみると、「日本の天然水」として売られている水の多くは硬度 30 〜 60 程度の軟水です。硬水として市販されているエビアン（フランス）の硬度は304、コントレックス（フランス）の硬度は1551 となっています。

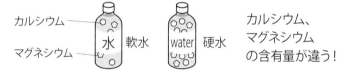

カルシウム
マグネシウム
水　軟水
water　硬水

カルシウム、
マグネシウム
の含有量が違う!

　また、日本酒といえば灘の「男酒」と伏見の「女酒」といわれますが、灘の酒を作る「宮水」と言われる水は六甲山脈の地下を潜ってきた硬水であり、伏見の水は軟水です。お酒の場合は、硬水、軟水、どちらの場合にもそれぞれ美味しく仕上がるようです。

◎硬水のメリットとデメリット

メリット

・洋風の煮込み料理を美味しくする

　硬水には肉の臭みを消し、アクを出やすくするはたらきがあり、洋風の煮込み料理に適しています。

・動脈硬化の予防

　硬水に多く含まれるカルシウムやマグネシウムには、血液をさらさらにする効果があると言われています。

・便秘解消効果

　硬水に多く含まれるマグネシウムは下剤にも使われているミネラルで、水分の吸収を高めることで便をやわらかくするはたらきがあると言われています。

デメリット

・お腹がゆるくなる

　普段軟水に慣れている人が急に硬水を多く飲むと、下痢を起こしてしまうことがあります。

・素材の風味を活かしたい料理に適さない

　マグネシウムは日本名を「苦土」というように、独特の苦みと風味があるため、繊細な風味の料理には味付けの邪魔になってしまいます。また、和風料理の場合には旨味成分のアミノ酸やタン

パク質もアクとして出てしまうため、あまり向きません。

・入浴に向かない
　硬水の風呂に入ったり、硬水で顔や髪を洗うと、乾燥したり肌がつっぱる感じがすることがあります。

◎軟水のメリット、デメリット
メリット

・日本料理に適している
　軟水は基本的に無味無臭ですから、淡白薄味の日本料理の味を損なうことは少なく、料理の際に使う水として適しています。

・赤ちゃんにも安心
　軟水はマグネシウムの含有量が少ないためお腹への刺激もなく、体に優しいです。

・石鹸の泡立ちが良く、肌や髪に優しい
　硬水に含まれるカルシウムやマグネシウムなどの金属イオンは石鹸と反応して不溶性の固体に変化するため、洗いものなどには軟水が良いと言われます。現代の中性洗剤には当てはまりません。

デメリット
・ミネラル含有量は少ないため、ミネラル補給はできない

10 ビタミン・ミネラルには抗酸化作用がある?

体を酸化させ、老化やがん、心疾患の原因になると言われている活性酸素。ビタミンやミネラルには、活性酸素から体を守る抗酸化作用がありますが、これらを含んだサプリメントの摂り過ぎには問題があります。

◎活性酸素とは

わたしたちの体は、酸素を利用してエネルギーを作り出していますが、その酸素が体内で活性酸素になることがあります。

活性酸素には体内に侵入した細菌を殺したり、新しいがん細胞を排除する役割もあります。

しかしその一方で、増えすぎた活性酸素は DNA や細胞膜、動脈の内膜を傷つけることがあり、老化やがん、心疾患をもたらすことが知られています。

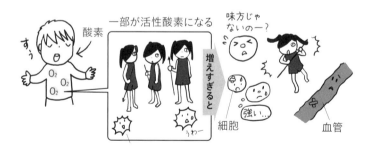

◎抗酸化作用のある栄養素

　この活性酸素から体を守るはたらきを**抗酸化作用**といい、抗酸化作用を持つ栄養素には下図のようなものがあります。

抗酸化に関わる栄養素と食品

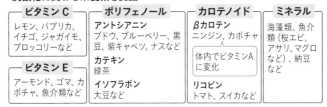

ビタミンC	ポリフェノール	カロテノイド	ミネラル
レモン、パプリカ、イチゴ、ジャガイモ、ブロッコリーなど	**アントシアニン** ブドウ、ブルーベリー、黒豆、紫キャベツ、ナスなど	**βカロテン** ニンジン、カボチャ 体内でビタミンAに変化	海藻類、魚介類（桜エビ、アサリ、マグロなど）、納豆など
ビタミンE アーモンド、ゴマ、カボチャ、魚介類など	**カテキン** 緑茶 **イソフラボン** 大豆など	**リコピン** トマト、スイカなど	

◎抗酸化作用のサプリメントに頼ることの弊害

　また、抗酸化作用を謳ったサプリメントも多く売られています。その成分はビタミンC、ビタミンEの他は亜鉛、銅、セレン、マンガンなどのミネラルです。

　しかし、人間の体内では、活性酸素を中和するために抗酸化物質が作られています。そのため、サプリメントとして過剰に抗酸化物質を摂取すると、体内での活性酸素の生成と破壊のバランスが崩れて、免疫システムが不自然な状態となってしまいます。

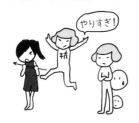

増える活性酸素を
分解するために
抗酸化物質が作られる

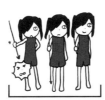
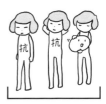

バランスが崩れると
病気や障害のひきがねに！

第4章
料理と栄養素

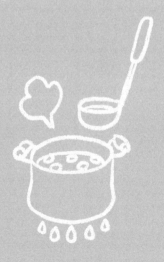

01 料理することで食材の栄養素は変化する?

> 私たちは、様々な食材を料理して食べます。
> 食材に含まれるいろいろな栄養素は、料理によって変化したり、
> なくなったりするのでしょうか。

◎栄養素は料理によって変化する

栄養素は炭水化物も、タンパク質や脂質、ビタミンもみんな分子であり、化学物質です。化学物質の特徴は、化学変化をするということです。

したがって栄養素は、料理の様々な過程で、変化したり失われたりします。ただし、ミネラルについては、元素ですのでどのような条件においても変化することはありません。

ただ、電子状態は変化する可能性があります。たとえば、微量物質のクロム（Cr）は電子状態が3価 Cr^{3+} なら体に有用ですが、6価 Cr^{6+} になると猛毒になります。

◎冷凍することによる変化

食材は多くの水分を含んでいるため、冷凍すると食材の中に氷の結晶ができます。この結晶は鋭いので、食材の細胞膜を傷つけたり壊したりしてしまいます。

冷凍した食材を解凍するときには、この傷や穴から細胞内の栄養成分や旨味があふれ出てしまうのです。これを防ぐにはどうす

れば良いのでしょうか？

　氷の大きな結晶ができるのは、水をゆっくりと凍らせたからです。つまり、急激に凍らせれば氷の結晶は成長することができず、粉のような細かい結晶だけになり、細胞壁を傷つけることはありません。これが急速冷凍という技術です。

　水の結晶が成長する温度は－１℃から－５℃の温度帯です。普通の冷凍庫ではこの温度帯をゆっくり通過するため、氷の結晶が大きくなって細胞壁を壊します。急速冷凍では－30℃から－40℃の冷風を吹きつけるなどして一気に凍らせてしまいます。

◎切ることによる変化

　食材を切断すると細胞が壊れ、それまで細胞の中にあった物質が外に出て酸素に触れます。特に切れ味の悪い包丁などで切った場合、断面積が大きくなるため酸素に触れる部分が大きくなり劣化しやすくなります。

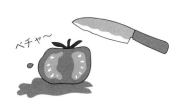

◎室温で置いておくことによる変化

室温で空気中に置いておくと、空気中に雑菌があれば腐敗して変質するのは当然です。たとえ清潔でも空気には酸素が含まれ、酸素は大変に反応性の高い分子です。栄養素の中には酸素と反応、酸化されて変質する物質があります。たとえば、脂質は加水分解されてグリセリンと脂肪酸に分解される可能性があります。

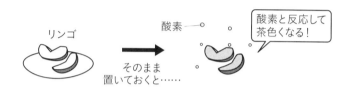

リンゴ
酸素
そのまま置いておくと……
酸素と反応して茶色くなる！

◎加熱することによる変化

食材を加熱することにも、良い面と悪い面があります。

焼き魚や焼肉では、加熱することによって一部にメイラード反応[*1]が起き、褐色の美味しい成分に変化します。

しかし、焼き魚の焦げた部分など、タンパク質の中には発がん物質に変化するものもありますので、注意が必要です。

このように、栄養素は手をかけたらかけただけ変化します。

変化のおかげで味が良くなり、食欲が増して健康増進に役立つ、それが料理の醍醐味です。ただし、栄養素についても考えて上手に料理することが大切です。

[*1] 加熱することによって、食材に含まれるアミノ酸が糖と結びつき、こんがりとした褐色の焼き色に変化する反応。

02 食材を洗うと栄養素は逃げていく？

> 多くの食材は調理をする前に洗います。農作物なら、泥や農薬を取り除く、
> 魚介類ならノロウイルスなどの微生物を除くなどの意味があります。
> しかし、洗うことによって失われてしまう栄養素もあるのでしょうか。

◎洗うことによって失われる成分がある

　栄養素の中には、水溶性ビタミンのように水に溶けるものがあります。それらは洗うことによって水に溶け出して、食品中での残存率は少なくなります。また、流れ出してしまう水溶性の旨み物質や、加水分解されてなくなる風味物質もあります。

　そのため、いたずらに長時間洗っていたのでは大切な成分が逃げ出してしまいます。手早く効果的に洗うことが重要です。

　しかし、これを利用することによって食べられるようになる食材もあります。

　食料不足の際に利用される救荒作物であるヒガンバナは、長時間水に晒すことによって毒を抜き、食べられていたこともあるようです。また、春の山菜ワラビに含まれる有毒成分プタキロサイトは、アク抜きをすることによって加水分解されて無毒になります。

◎細胞膜の性質

　細菌も人間も、全ての生体は細胞でできています。ただしウイ

ルスは生物ではないので細胞は持っていません。多くの細胞は顕微鏡で見なければ、目に見えないほど小さいものです。

　細胞は中にドロドロの液体が詰まった袋のようなもので、袋に相当するのが細胞膜です。細胞膜は特殊な膜で、水のような小さい分子は通しますが、砂糖のような大きな分子や食塩（塩化ナトリウム）のようなイオン性の物質は通しません。ましてデンプンやタンパク質のような巨大分子は通しません。

　このように、分子の種類に応じて通したり通さなかったりする膜を半透膜といいます。細胞膜は典型的な半透膜です。

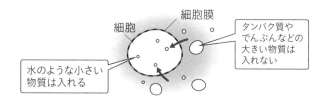

◎浸透圧によって栄養素が流れ出てしまうの？

　図は半透膜で分けた２室の片方Aに適当な物質を溶かした溶液を入れ、もう片方Bに純粋な水を入れたものです。

　最初は両方の水面を同じ高さにしておいても、半透膜は水しか通さないのでBの純水がAに移動し、その結果Aの水面がBより高くなります。

　このとき、Aに圧力をかけると、水面が下がって、すなわち純水がAに戻って、元の通りの高さになります。この圧力を**浸透圧**といいます。

　浸透圧の大きさはＡに溶けている物質の濃度と温度に比例します。要するに、濃度の高い溶液（Ａ）と低い溶液（Ｂ）が半透膜を介して接すると、低い方から高い方に水が移動するということです。

　しかし、このように半透膜を通って移動することができるのは水のような小さな分子だけです。栄養素と呼ばれるものの分子の多くは、水分子とは比較にならないほど大きなものです。したがって、健康な細胞膜の半透膜を通って移動することはありません。

　植物は雨などの水分によって成長します。栄養素が細胞膜から逃げ出したのでは植物自身が大変です。

　問題は細胞膜に傷がついたとか、包丁で切られた場合です。

　この場合は傷口や切り口から細胞内の物質が漏れ出しますから、栄養素も当然流れ出してしまいます。煮たり焼いたりされた場合も同じことになります。

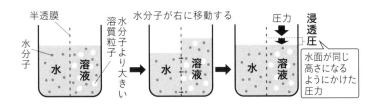

03 魚を真水でなく塩水で洗うのはなぜ？

食材を洗うとき、水道水（真水）で洗っていいものと、薄い塩水で洗った方がいいものがあります。両者の違いは何でしょうか？

◎魚を塩水で洗うのはなぜか

タイやサケなど魚の切り身を水道水で洗ったとしましょう。

切り身の内側、つまり細胞には細胞液が詰まっており、高濃度です。一方、水道水は何も溶けていないので濃度０です。

水は濃度の低い方から高い方へと移動するので、水道水の水は切り身の中に入っていきます。この結果、魚の身は水ぶくれになり、味は水っぽく、不味くなります。

牡蠣のむき身を洗うときにはよく失敗が起きます。水道水で洗った場合、実験ではなんと牡蠣の重量の 25％ 以上の水が牡蠣の身に入ります。牡蠣は大きくなってプリンプリンになるので、思わず得をしたような気持ちになるかもしれませんが、間違いです。ただの水ぶくれです。

鯉の料理に「あらい」というものがあります。これは、活きた鯉をさばいたものをすぐに氷水で洗って身を引き締めたものです。時間は短いので水を吸ったとしても微量です。それよりもこの調理法で生まれるコリコリっとした独特の食感が好まれます。

　そのため魚や貝などを洗うときには、水を吸ってしまうことを防ぐために、水道水ではなく、カキや魚の身の濃度と同程度、すなわち海水濃度（3%）の塩水で洗わなければならない、ということになります。

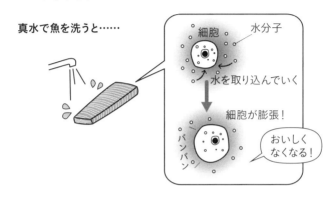

真水で魚を洗うと……

細胞　水分子

水を取り込んでいく

細胞が膨張！

バンバン

おいしくなくなる！

◎浸透圧を利用した調理法

　野菜に塩を塗ったらどうなるでしょう。魚の例で説明したことと反対のことが起こります。水分は濃度の高い方へ移動しますので、野菜の水分が細胞の外に出てしまい、野菜はハリを失ってしんなりします。これが漬物の原理であり、青菜に塩のたとえの通りです。

漬物と浸透圧の関係

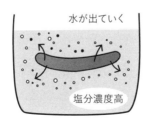

水が出ていく

塩分濃度高

野菜を塩水で洗うと、これと同じことが起きてしまいます。そのため、普段野菜を洗うときは塩水でなく、真水を用いなければならないのです。

　魚の場合も塩を振ることで、魚の水分が外に出ます。このとき、生臭みのある水分も外に出ます。この状態で洗うと、魚の生臭みをとることができるので、魚の下ごしらえとしても塩水で洗うことが効果的なのです。

　アマダイの身やヒラメの身をコブで包んだコブ締めでは、魚の身の水分がコブに吸い取られ、同時にコブの旨味が身に浸みこみます。その結果、魚の身の弾力と旨味が増します。

　このように、浸透圧を利用した調理法を料理の特徴に合わせて使い分けると効果的です。

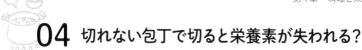

04 切れない包丁で切ると栄養素が失われる?

切れない包丁で食材を切ると、断面がまっすぐにならなかったり、潰れてしまったりします。実は、切れない包丁はこういった食材の見た目だけでなく、栄養素にも影響を与えてしまうのです。

◎栄養素と包丁の関係

料理のためには、食材を適した大きさに切る必要があります。トマトのように四つ切り、六つ切りにするもの、ネギのように小口切り、ゴボウのささがき、魚の刺身、あるいは挽肉やアジのナメロウのように、切るというよりすり潰す料理法もあります。このような操作によって、栄養素の中には逃げ出してしまうものもあるのでしょうか?

料理で食材を切るには、多くの場合、包丁を用います。特殊な場合に調理ハサミや挽肉用のミンサーなどを用いることもあります。

食材を切るということは、細胞からなる食材の場合には、細胞を切断することになります。

「中身の詰まった細胞膜の袋」である細胞を切断したら、「中身」の液体がこぼれ出ます。これはしかたありません。

問題はこぼれ出る量です。鋭利な刃物(包丁)で切ったら、包丁の刃に当たった細胞だけが切断されます。切れない包丁で切っ

たら、多くの細胞が押し潰されて大量の中身があふれ出ます。

当然、栄養素が溶け出す（逃げ出す）割合も大きくなってしまいます。

◎切り方によって生まれる違い

植物は水分や養分を運ぶ維管束を持っています。これが束ねられたものが一般に言う筋、繊維です。野菜を切る場合にはこの繊維を断つ場合と、保存する場合があります。

消化を考えたら筋を切断するように、すなわち植物体を横方向に切って繊維を短くした方が良いでしょう。しかし、シャキシャキした歯ごたえを楽しむとか、白髪ネギのように細い姿を楽しむ場合には繊維の方向、すなわち植物体を縦方向に切ることになります。

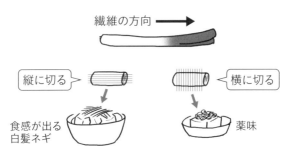

繊維の方向 ➡

縦に切る

横に切る

食感が出る
白髪ネギ

薬味

動物の場合も、筋肉は筋鞘（きんしょう）という、筋でできた細長い袋に入っています。筋鞘は動物の体の縦方向に沿って並んでいます。したがって、体を横切るように、つまり筋鞘を断つよ

うに切った方が食べやすくなりますし、消化にも良いでしょう。
魚の切り身や刺身は全てこの方向を意識して切ってあります。

　しかし、マグロのトロなどでは、このようにすると、いわゆる
白いスジが残ります。このスジを毛抜きを使って取り除くのが一
流料亭の仕事ですが、その分 " 手数料 " がかかるのは当然でしょ
う。

◎ハサミで食材を切ったら？

　では、もしハサミで食材を切った場合、どうなるのでしょうか。
ハサミは食材を2枚の金属の間に挟んで押し切る道具であり、包
丁で切る場合よりダメージを受ける細胞の個数が多くなります。
そのため素材の形を大事にするような料理や新鮮さが重要な料理
には向きません。特に刺身をハサミで切らないのはこのような理
由からです。汁が出て形が崩れてしまったようなものは刺身とは
言えません。

05 タンパク質は加熱するとどうなるの?

> タンパク質が多く含まれている食材の一つが卵です。生卵を加熱するとゆで卵になります。このようにタンパク質には、加熱することによって「熱変性」と呼ばれる変化が起こります。

　ゆで卵をいくら冷やしても元の卵に戻ることはありえません。このような元に戻らない変化を**不可逆変化**といいます。反対に水を冷やすと氷になり、温めると融けてまた水になるというような、元に戻る変化を**可逆変化**といいます。

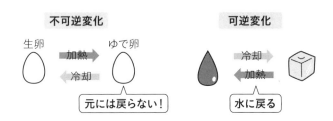

◎タンパク質の熱変性

　タンパク質は分子であり、原子が化学結合することによってできています。化学結合は強いものです。一般の調理で使う100℃や200℃程度の熱で壊れる(切れる)ものではありません。ですから、肉を焼こうと煮ようとアミノ酸の間の結合は切れません。すなわち、先に見た、タンパク質の一次構造は保たれたままです。

　加熱によって破壊されるのは、二次構造以上の立体構造です。

この構造は複雑です。クリップが外れて畳んだ構造が崩れてしまったら、二度と元の立体構造に戻ることは不可能です。たとえば、一度ゆでて固まった卵を冷やしても生卵に戻ることはありません。これをタンパク質の**熱変性**といいます。

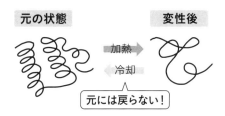

また、同じ卵の一部でも卵白と卵黄では変性温度が違います。卵黄の方が、組成が複雑でデリケートな分、低温で変性します。そのため、80℃程度の低温で長時間置くと、卵黄だけが固まった温泉卵になるのです。

◎酸によるタンパク質の変性を利用した料理

タンパク質の変性は熱だけで起こるものではありません。酸・塩基（pH）、アルコールなどいろいろの条件変化で起こります。

酸で起こる変性を利用したのは魚の酢漬けです。サバを酢に漬けたシメサバ、ニシンの酢漬け等はよく知られた料理です。

滋賀県の有名な郷土料理、馴れずしもその一種です。これは桶に生のフナとご飯を交互に敷き詰め、半年ほど置いたものです。その間にご飯が乳酸発酵し、その乳酸でフナのタンパク質が変性

したものです。乳酸の酸のせいで腐敗菌が発生しないと言われています。

◎アルコールによるタンパク質の変性を利用したもの

アルコールによって起こるタンパク質の変性を利用したものには、マムシ酒やハブ酒が挙げられるでしょう。これは瓶にヘビを入れ、そこに度数の強い焼酎を入れたものです。

ヘビの体はもちろんタンパク質ですが、ヘビ毒もまたタンパク質です。したがってこれらタンパク質の全てがアルコール変性したことによって無毒になったのがこれらのヘビ酒です。

しかし、変性するにはそれだけの時間が必要なはずです。作って間もないヘビ酒では、毒は未だ有効なままでしょう。どれくらい経ったら飲んで良いのか？　それは経験豊富な人によく聞いて、注意して飲む必要がありそうです。

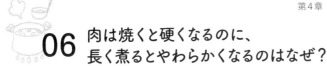

06 肉は焼くと硬くなるのに、長く煮るとやわらかくなるのはなぜ？

肉や魚の煮物は温度に敏感です。温度と時間が足りなければ生焼けですし、火を通し過ぎると硬くパサパサになってしまいます。しかし、じっくりと煮込むと肉はやわらかくなります。これはなぜなのでしょうか。

◎肉の構造

　肉の温度変化には肉の構造が関係しています。食用にする肉の大部分は、獣肉でも魚肉でも筋肉部分です。筋肉はコラーゲンタンパク質でできた袋の中に、長い線維状の筋原繊維タンパク質と粒状の筋形質タンパク質が詰まったものです。要するにコラーゲン、筋原繊維、筋形質の3種類のタンパク質からできています。

　ゆで卵で分かるように、タンパク質は加熱すると固まります。しかし、温泉卵の例で分かるように、タンパク質はその種類によって固まる温度が違います。筋肉の場合にも、これら3種のタンパク質は熱で硬化する温度が異なります。

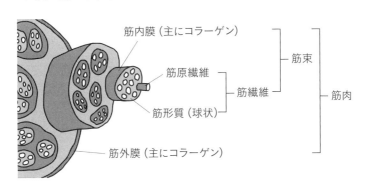

筋内膜（主にコラーゲン）
筋原繊維
筋形質（球状）
筋外膜（主にコラーゲン）
筋束
筋繊維
筋肉

◎加熱によって肉がやわらかくなったり硬くなったりする理由

肉を水中に入れ、加熱して徐々に肉の温度を上げていくときの変化を見てみましょう。

① まず50℃になると筋原繊維タンパク質が固まりますが、他の2種類のタンパク質はまだ固まりません。この状態では肉は弾力があって、やわらかく感じられます。

② 60℃になると筋形質タンパク質も固まります。こうなると、肉は硬くなります。

③ 65℃を超えるとコラーゲンが急速に固まるので、肉は一段と硬くなります。

④ 75℃を超えるとコラーゲンが分解し、ゼラチンに変化します。

こうなったら、あとは肉はやわらかくなる一方です。ゼラチンは煮汁の中に溶け出しますから汁はまったりとし、舌にまとわりつく感じになります。

しかし、④の状態になった後、火にかけたまま長く置いてしまうと、肉片の中のゼラチンがなくなってしまい、ゼラチンを失った肉はパサついた感じになります。

ということで、肉は75℃以上の温度で長時間煮込めばやわらかくなりますが、時間が長すぎるとパサつくという、料理でよく経験する失敗はこういう理由で起こっていたのです。

07　肉によって含まれる栄養素は違うの?

> 一般家庭でよく料理される牛肉、豚肉、鶏肉に含まれる栄養素にはどのような違いがあるでしょうか。また部位による違いはあるのでしょうか。

牛肉、豚肉、鶏肉の栄養成分を表にまとめました。

食品成分 (100g あたり)		エネルギー	水分	タンパク質	脂質	鉄	飽和脂肪酸	コレステロール	食塩相当量
	単位	kcal	g	g	g	mg	g	mg	g
牛肉	リブロース	539	36.2	12	51.8	1.2	18.15	88	0.1
	ばら	470	41.4	12.2	44.4	1.4	14.13	98	0.2
	もも	343	53.9	16.4	28.9	2.1	9.63	85	0.2
豚肉	かたロース	253	62.6	17.1	19.2	0.6	7.26	69	0.1
	ばら	395	49.4	14.4	35.4	0.6	14.6	70	0.1
	もも	183	68.1	20.5	10.2	0.7	3.59	67	0.1
鶏肉	むね 皮つき	244	62.6	19.5	17.2	0.3	5.19	86	0.1
	もも 皮つき	253	62.9	17.3	19.1	0.9	5.67	90	0.1
	ささ身	114	73.2	24.6	1.1	0.6	0.23	52	0.1

「日本食品標準成分表 2015 年版（七訂）」から引用

◎牛肉の栄養素

　牛肉はたっぷりのタンパク質を含んだ優れた食品ですが、特にヘモグロビンが多い、つまり鉄分が多いという特徴があります。そのため貧血気味の人にはおすすめです。しかし、各栄養素の量は部位によって大きな違いがあります。

　脂質の量は脂身の多いリブロース（52g）と赤身の多いモモ肉

（29g）の間で大きな違いがあります。

　カロリーも、脂質を多く含むリブロースと赤身の多いモモ肉では大きな違いがあります。脂身の多いリブロース（539kcal）が赤身の多いモモ肉（343kcal）よりカロリーが高いのは当然でしょう。

◎豚肉の栄養素

　豚肉も牛肉と同様に栄養バランスの良い優れた食品です。豚肉のカロリーは一般に牛肉より低めですが、タンパク質量は牛肉より多めですから、低カロリー高タンパクと言うことができるでしょう。

　また、飽和脂質やコレステロールも牛肉より低く、健康志向の方におすすめです。ただし鉄分は牛肉の半分から三分の一と、低くなっています。

◎鶏肉の栄養素

　鶏肉の栄養価は部位によって大きな違いがあります。一般にカロリーは他の肉より低く、反対にタンパク質は多めですから、低カロリー高タンパクです。ただしコレステロールは少々多めのようです。

　ただ、その中でもささみは肉とは思えないほど低カロリーであり、反対にタンパク質は牛肉、豚肉より多くなっています。その上、脂質は1.1gと、これまた肉とは思えないほど少なくなっています。コレステロールも少なめですから、非常に優れた肉食品ということができるでしょう。

08 炭水化物を加熱したらどうなるの？

炭水化物にはいろいろな種類がありますが、栄養素として考えられるのはデンプンと糖類です。デンプンは単糖類のグルコースがたくさん結合したものであり、独特の立体構造を持っています。

◎立体構造の熱変化

デンプンは、生の穀物の中に入っているときには先に見たように、らせん構造をしています。このらせん構造体がたくさん並んでデンプンとなっているので、分子間の間隔が狭くなり、消化に必要な酵素や水が中に入ることができません。そのため、舌触りが悪く、消化にも悪いので、食品には向きません。

しかしこれを水中で加熱する（炊く）とらせん構造が崩れ、分子間に隙間のできた α デンプンとなります。これを**糊化**といいます。糊化することで酵素も水も入ることができるようになり、やわらかく、消化に良い状態になります。

◎焼き芋の美味しさの秘密

デンプンにアミラーゼという酵素が作用すると、グルコース間の結合が切断され、グルコースが2個結合したマルトース（麦芽糖）になります。デンプンはほとんど味がないですが、マルトースは独特の甘みがあって美味しい味がします。つまり、デンプンが分解されてマルトースとなると、私たちは甘く美味しい味を感

じるのです。

これをよく経験できるのは、サツマイモを焼いた焼き芋です。生のサツマイモはそれほど甘くはありませんが、焼き芋は甘くて香ばしくて美味しいです。これは酵素のおかげです。

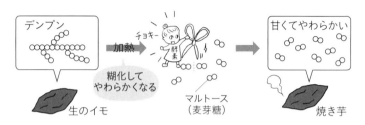

焼き芋には、熱い小石の中に埋めて焼く「石焼き芋」、陶器のツボの中に入れてツボごと加熱して焼く「ツボ焼き芋」、たき火に入れて焼く素朴な「たき火芋」があり、その他に蒸気で蒸す「ふかし芋」があります。

焼き芋の中でも特に甘くて美味しいといわれるのは石焼き芋です。これはなぜなのでしょう。

デンプンが酵素の働きを受けるには糊化しなければなりません。そのためには65 〜 75℃程度の温度が必要です。

一方、酵素のアミラーゼは温度が高くなると活発になりますが、タンパク質のため、70℃を超えると熱変性して失活してしまいます。したがって、美味しい焼き芋を作るには65 〜 70℃の温度を長くキープすることが重要となります。石焼き芋では焼けた石から出る遠赤外線がサツマイモを中からじっくりと焼き上げるから美味しくなるというような説があるようです。

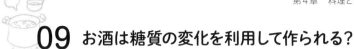

09 お酒は糖質の変化を利用して作られる?

お酒も栄養素の変化を利用して作られています。お酒の種類によって、原料に含まれる糖分を発酵させて作るものと、まずデンプンを糖に分解してから発酵させて作るものがあります。

◎ワインの作り方

全てのお酒は単糖類のグルコースを微生物のイースト（酵母）によってアルコール発酵することによって作ります。酵母はグルコース $C_6(H_2O)_6$ をエタノール C_2H_5OH と二酸化炭素 CO_2 に変化させます。

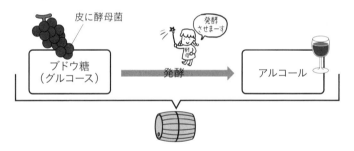

この意味でワインは基本的なお酒です。何の工夫もいりません。ブドウの中にはグルコース（ブドウ糖）が詰まっており、ブドウの果皮には天然酵母が棲みついています。

つまり、ブドウを潰して放置すれば、黙っていてもワインは出来ます。このようなお酒を一般に醸造酒といいます。ワインのア

ルコール度数は十数度と低いです。そこでこれを蒸留してアルコール成分の多い部分を集めたものがブランデー（アルコール度数45度）で、このようなお酒を蒸留酒といいます。

◎ビールの作り方

米や麦に含まれる炭水化物は、グルコースが高分子化したデンプンです。ワインとは異なり、原料に糖分が含まれていません。そのため、ここからお酒を作るには、まずデンプンを分解してブドウ糖にしなければなりません。

①ブドウ糖作成：ビールの原料の大麦にはデンプンしかありません。これを分解してブドウ糖にするために用いるのが、麦芽に含まれる酵素です。まず大麦を発芽させたのち、熱風で乾燥して砕きます。砕いたものと大麦を温水に入れておくとデンプンは加水分解されてブドウ糖になります。

②発酵：これを濾過して得たブドウ糖の水溶液に香り付けのホップと酵母を加えて発酵させるとビールの出来上がりです。

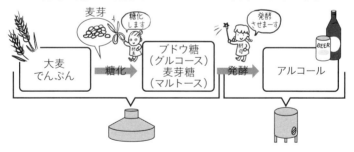

◎日本酒の作り方

　日本酒も、ビールと同様に原料となる米には糖分が含まれていません。そのため、まずデンプンをブドウ糖に変化させる必要があります。

　日本酒はビールの作り方のうち、①と②の過程を同時進行するという、特殊な方法で作ります。

　まず、米を蒸したものに麹（こうじ）という細菌を付けて米麹を作ります。これがデンプンを分解してブドウ糖を作る素です。

　ここに蒸した米、水、酵母を加えて発酵させ、酒母（もと）を作ります。

　大きなタンクに酒母、蒸米、水を加えて醪（もろみ）を作り、発酵させます。発酵が終わったら醪を搾って液体部分を日本酒とします。搾りかすは酒粕として奈良漬など粕漬けの原料にします。

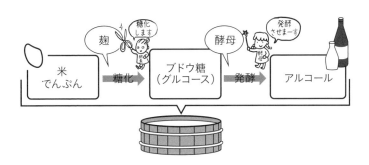

10 脂質を加熱したらどうなるの?

脂質はグリセリンと脂肪酸からできたエステルです。単にエステルを調理温度で加熱しても変化が起こるとは思えません。しかし、ここに水や他の各種の栄養素などの不純物が加われば様相は変わってきます。

◎脂質の加水分解

エステル（脂質）に水を加えて加熱すると加水分解が起こります。まして各種ミネラルが存在する条件ではミネラルが触媒の働きをして加水分解を促進します。

つまり、脂質は加水分解によってグリセリンと各種の脂肪酸になります。このうち、グリセリンは単一構造の純粋分子ですから調理温度で変化することはありません。

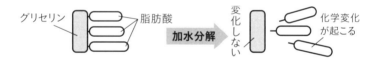

◎油を加熱するとどうなる?

ただ、脂肪酸は変化することがあります。特に二重結合を持った不飽和脂肪酸は、二重結合での酸化等の化学変化が起こる可能性があります。酸化が進行すれば二重結合が酸化切断して、アルコール、アルデヒド、あるいは新たな酸が生成する可能性があります。

　コーン油を加熱した際に生成する成分を調べた研究があります。それによると、アルデヒド類、特に炭素数6個のアルデヒドの生成比率が最も高かったということです。またラードなどの脂肪を加熱した場合も同じ結果が得られたそうです。

　一般にホルムアルデヒド HCHO（炭素数1）、アセトアルデヒド CH_3CHO（炭素数2）など、炭素数の少ないアルデヒド類は特有のにおいを持った揮発性の物質です。アセトアルデヒドは悪臭防止法の規制対象で、そのにおいは酒を飲んだ人の息を想像していただければ分かる悪臭です。

　また炭素数が4から6個のアルデヒド類は、古くなった油を加熱したときなどに経験する不快なにおいを放ちます。

　アセトアルデヒドは、アルコール（エタノール）が体内で酸化されて生じる、二日酔いの原因物質です。ホルムアルデヒドはタンパク質を硬化させる作用のあるホルマリンの原料であり、シックハウス症候群の原因物質です。

　これらの物質が脂質の加熱によって生成されてしまうことがあるため、揚げ物など、油を加熱する際には注意が必要です。

11 牛脂とラードの違いって何？

> ラードはブタの脂、豚脂であり、ヘットはウシの脂、牛脂であ
> ることは知っていても、それ以上のことは分からないという方
> もおられるのではないでしょうか。両者の違いはなんでしょう？

◎牛脂（ヘット）と豚脂（ラード）

　厳密に言うと牛脂には２種類あります。精製している牛脂と精製していない牛脂です。スーパーに置いている牛脂は精製したものです。反対に精製されていない牛脂というのは脂身そのものであり、普通は脂肪だけではなく赤身が混じっています。

　ラードは豚の脂肪です。ラードにも二種類あり、豚脂100％のものを「純製ラード」といい、牛脂やパーム油等を調合しているものは「調製ラード」といいます。

◎溶ける温度の違い

　ラードの融点は人間の体温より低いので、口に入れると溶けますが、牛脂はあまり口の中で溶けず、くっつくような感じがします。

融点：溶ける温度	
牛脂	摂氏 35 度〜 55 度
ラード	摂氏 27 度〜 40 度

◎どんな料理に使われる？

牛脂が合う料理の定番はすき焼きや鉄板焼き、ハンバーグなどです。特にハンバーグは中に牛脂を忍ばせておくと2つに割った際に肉汁があふれ出し、美味しさ倍増となりそうです。輸入牛肉ですき焼きなどを作る場合、国産牛のものを使うと味が良くなるとも言われます。

ラードは一般に中華料理でよく使われます。特に「焼き飯」によく合います。自宅で作る場合は植物性の油で炒めることが多いようですが、専門店はラードを使います。味の違いはそこにあります。

トンカツもラードで揚げると一味違います。しかし最近は健康志向の傾向があり、専門店でも植物油で揚げるところが多くなったようです。

◎鶏油（ちーゆ）

鶏油とは鶏の脂肪分を熱して抽出した脂のことを指します。鶏油は市販もされていますが、作るのも簡単です。鶏皮をフライパンに入れて中弱火で温めると油が遊離してきますから、それを集めて瓶に入れて保管すればよいだけです。

鶏油を最大限に活かすのはラーメンスープと言われます。また、焼き飯や他の炒め物に使うと香ばしさが増すそうです。

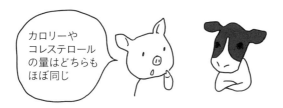

カロリーや
コレステロール
の量はどちらも
ほぼ同じ

12 ビタミンを加熱したらどうなるの？

食材を加熱すると変化するように、栄養素の中にも加熱することによって変化するものがあります。ビタミンはどうなのでしょうか。

◎熱や光に弱いビタミン

一般にビタミンは熱や光などに弱いと言われます。水溶性のビタミン、特にビタミンCは熱に弱いと言われるようですが、そのようなことはないという研究もあるようです。

ただし、気体以外の物質の溶解度は一般に温度とともに上昇します。したがって水溶性ビタミンを含む野菜をお湯で煮たら溶け出す分は増えますから、食品中に残るビタミンはそれだけ少なくなります。

それなら、水溶性ビタミンを含む野菜は生サラダで食べれば良いかというと、そうとも限りません。ウサギでない人間は、生野菜をそんなにたくさん食べられるものではありません。また植物の細胞はセルロースでできた細胞壁で覆われており、草食動物でない人間には消化できません。やはり加熱してやわらかくしておいた方が良いでしょう。

一般にビタミンB類は光に弱いので、ビタミンB類を含む食品は遮光して保管するのが良いと言われています。反対に、**ビタミンDは前駆物質に光が当たることによって作られる**ので、シ

イタケなどは日干しにするとビタミン D の含有率が増加します。

◎加熱することでビタミン B12 が減ってしまう

ビタミン B12 を含む食材を加熱すると残存率が減るというデータがあります。それによると加熱後に残存するビタミン B12 は、牛肉各部位で 61 ～ 88％、豚肉各部位で 76 ～ 90％だそうです。中でも牛乳中の B12 は加熱調理により顕著に減少し、電子レンジで 3 分加熱および直火 30 分の加熱で約 50％が消失するそうです。食材中の何らかの物質がビタミンと反応するということなのでしょう。

ところで、ビタミンの構造は簡単なものが多いのですが、ビタミン B12 の構造式は立体的に込み入っていて、とても複雑です。構造を解析したドロシー・ホジキンは 1964 年のノーベル化学賞を受賞しました。つまりビタミン B12 の構造の複雑さはノーベル賞のお墨付きなのです。

ところがこれを化学的に合成した人がいるからビックリです。20 世紀最高の有機化学者と言われた米国のウッドワードが 1973 年に合成に成功しました。彼はこの合成以前に、各種の複雑化合物の合成でノーベル化学賞を受賞しています。

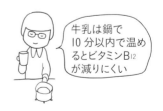

牛乳は鍋で
10 分以内で温め
るとビタミン B12
が減りにくい

13 ミネラルは調理によって変化するの？

> 体の組織を作ったり、体の機能を調整するはたらきがあり、私たちの体に欠かせない栄養素であるミネラル。ミネラルは、調理によって壊れたり、減ってしまうことはあるのでしょうか。

◎ミネラル自体は調理で変化しない

食品でも岩石でも生物でも星でも太陽でも、宇宙を構成する全ての物質は元素からできています。

食品に含まれる栄養素として知られるミネラルとは、元素であり、その多くは金属元素です。

科学が進歩した現代では原子炉を使うなどして元素を変化させられることがわかっています。しかし、日常生活のレベルでは元素を他の元素に換えることは不可能なのです。そのため加熱などの調理によってミネラル自体が変化する心配はありません。

◎吸収効率は料理によって変わる可能性がある

ただし、ミネラルそのものが変化することはありませんが、ミネラルを含む食材は当然のことながら調理によって変化します。

ミネラルの中にも、カリウムなど水に溶けやすいものがあります。野菜などを水洗いする際などにその一部が溶け出します。そのため、あまり長く洗い続けたり水に浸けておくと、失われてしまうミネラルもあるということになります。食材が消化されにく

くなったら、当然その内部に入っているミネラルも吸収されにくくなるでしょう。そして、調理によって酸化あるいは還元された場合も吸収されやすくなったり、されにくくなったりすることが考えられます。

　また、サプリメントとして市販されているものは、ミネラルと言ってもミネラルだけでなく、増量剤や糖などの添加剤を含んでいます。この添加剤が保存中の熱、光、湿気などによって変化し、品質の劣化を招くことは十分に考えられます。

　ミネラルの場合には、病気療養中などのよほど特殊な食事環境でない限り、不足することはないと言われていますので、通常の食事を続けている限り、サプリメントに頼る必要はないでしょう。それより、多くの種類の食材をまんべんなく摂るようにした方が健康に良いものと思われます。

14 鍋料理でアクを取るのはなぜ？

> 食材を鍋に入れる順序や食べるタイミングを見計らって人に指示したり、具材を足す、アクを掬い取るなど、あれこれ取り仕切る人のことを鍋奉行と言います。ところで、この「アク」の正体を知っていますか？

◎アクの正体

　鍋料理に限らず、魚でも肉でも野菜でも、煮物をする場合に必ず出るのがアクです。鍋の縁や、食材の周りに出るベージュ色で、あまり見栄えの良くない泡です。

　アクは、食材から水溶性の成分が溶け出した後、その成分が熱変性して固まったものです。植物性の食材なら植物性タンパク質や植物の繊維の一部ですし、動物性の食材なら血液やリンパ液などの固化したものです。

　植物性タンパク質が固まったものなら豆腐と同じです。植物の繊維なら食物繊維として腸運動の妙薬になります。動物の血液は、欧米ではそれ自体をソーセージなどの食材に利用しています。

　いずれにしろ、十分な下処理が施され、汚れや有害成分が取り除かれた食材なら、アクには何の問題もありません。つまり有害性の観点から見れば、アクに問題はありませんので、取る必要はありません。栄養素の観点から見れば、むしろ取り除くのは勿体ない、ということになります。

　しかし、「見た目」と「味」から言うと、話は別になります。

　アクにはいわゆる雑味があります。除けば「スッキリと上品」な味になりますし、残せば「コクと深み」のある味になります。どちらを取るかは食べる人の好みの問題です。

　砂糖の中でも、無色透明なグラニュー糖は不純物を取り除いてあり、スッキリとした風味ですが、魚の煮物には、雑味の残った茶色い三温糖を使った方が、旨味が感じられます。

　見た目から言うと、おそらくアクを取り除く方に分があるでしょう。

　茶色い泡がまとわりついたものと、食材の姿、色がクッキリと際立つものと、どちらが食欲をそそるかはいうまでもないことでしょう。

　上司が鍋奉行をしているときに、ここで読んだアクのことなんか知らない振りをして、上司に感謝の眼差しを送るのが賢い部下の嗜みというものです。そのうち、良いことがあるでしょう（多分）。

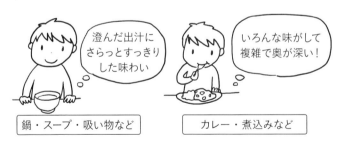

澄んだ出汁にさらっとすっきりした味わい

いろんな味がして複雑で奥が深い！

鍋・スープ・吸い物など

カレー・煮込みなど

15 山菜をアク抜きするのはなぜ？

> 山菜などの植物の中には、食べる前に必ず水に晒す、あるいはアク抜きをするものがあります。鍋料理の「アク」とは異なり、山菜のアク抜きは、それをしなければ食べられない重要な作業です。

◎「アク」とは何か

「アク」には二通りの意味があります。一つは前項の鍋料理のアクのような、食材から出た水溶性の成分が熱で固まったものです。二つめは、植物を燃やした後に残る灰を溶かした水の、上澄み部分のことです。本項ではこの二つめの「灰汁」を使って山菜のえぐみを取り除くということについて説明します。

また、一般に山菜などの「えぐみ」（毒素）をもアクと言うことがあります。そのため、「山菜のアク抜き」のアクが、有害成分を取り除くために使用する「灰汁」のことを指しているのか、山菜の有害成分であるえぐみのことを指しているのかは、判然としないところがあります。

◎水晒し

食材によっては長時間、水、あるいは流水に浸すことが必要なものもあります。水溶性の有害物質を含む食材から、有害成分を除くためです。

ヒガンバナにはリコリンという毒物が含まれています。ヒガン

バナは種を付けませんから、種が飛んで繁殖するということはありません。人間が植えなければ繁殖しないのです。昔、ヒガンバナを人里に植えた理由はいろいろあります。土葬にした大切な人に害獣が近寄らないようにという目的で植えたことが、墓場にヒガンバナの多い理由です。田んぼに多いのは、田んぼの畔にモグラが穴を開けないようにと植えたためです。

　そしてもう一つ、飢饉に備えた救荒作物として植えられたと言われています。

　リコリンは水溶性なので、水で丹念に晒せば毒は抜けてデンプンだけが残ります。いよいよ食物が底を突いたときに、十分に水に晒して食べます。普段は、面倒な上に、まずいので誰も食べないのです。

　ソテツやトチの実も救荒作物といいます。同じようにして食べることができます。

◎アク抜き

　アク抜きというのは、灰汁*1に一晩ほど漬けておくという操作です。現在なら簡単に重曹水で行うことが多いかもしれません。

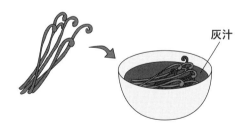

灰汁

*1　植物を燃やした後に残る灰を水に溶かして、その上澄み液を取った液体。

アク抜きの有用性がよく分かっているのがワラビです。ワラビにはプタキロサイトという毒素が入っています。放牧の牛が間違ってワラビを食べると血尿を出して倒れると言います。それほどの毒です。

　しかしプタキロサイトの恐ろしさはそれで終わりません。血尿の症状は一過性のもので、救急処置で治るでしょうが、この毒は、ピーナッツカビに含まれるアフラトキシンと並んで、発がん性の高さで一、二を争います。

　しかし、私たちは、山から採ってきたワラビをそのまま食べることはありません。食べようと思っても、エグくて食べられないでしょう。必ずアク抜きをしてから食べます。灰汁は塩基性ですので、プタキロサイトが簡単に加水分解されて無害になるのです。

　「アク抜き」はそのままではとても食べられない山菜を美味しく楽しむための、人間の知恵なのです。

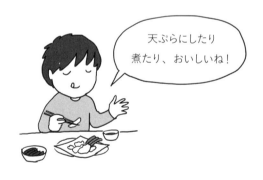

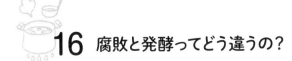

16 腐敗と発酵ってどう違うの?

「腐敗」と「発酵」はどちらも微生物などが物質に作用することによって起こる変化です。一体何が違うのでしょうか。

◎食品を腐敗・発酵させる"バイキン"とは何か

一般に食中毒と言うと、食べ物が腐敗していることが原因のものが多いです。

腐敗とは、食べ物がいわゆるバイキンに侵されて有害な物質に変化することです。一般に言うバイキンには実は2種類があり、1種類は微生物ですが、もう一種類は生物ではなく物体です。

バイキンと呼ばれるものの一種である細菌は、自分で栄養素を自分の体内に取り込み、DNAやRNAの核酸を使って遺伝を伴った自己増殖をすることができます。そして、細胞膜に囲まれた細胞構造を持っています。そのため生物と言うことができます。

もう一つの"バイキン"、ウイルスは自分で栄養素を摂取することができません。宿主の栄養素を掠め取ることしかできないのです。もちろん宿主は生命体でなければなりません。ということは、ウイルスは非生命体である食品の中で繁殖することはできず、食品を変化させる、つまり腐敗させる力はないのです。食品を腐敗させているのは細菌などの微生物です。

ウイルスと細菌の違い

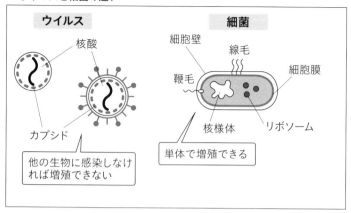

　食べ物が"微生物"によって他の物質に変化する現象は他にも
あります。それは発酵です。グルコースがエタノールと二酸化炭
素に変化するアルコール発酵は典型的な例です。味噌、醤油、馴
れずし（魚、塩、米飯を長期間漬け込んで乳酸発酵させたもの）
など、発酵の例はいくらでもあります。

　しかしこれらは発酵と呼ばれ、腐敗とは言われません。何が違
うのでしょうか。

　腐敗でできるものは、食中毒を起こさせる有毒物質です。それ
に対して発酵でできるものは、お酒のアルコール、パン生地を発
泡させる二酸化炭素、馴れずしの酸味や風味になる乳酸など、味
が良くて役に立つものです。

　つまり、発酵と腐敗の違いは人間の都合によるのです。

　人間にとって有用なものを発酵、有害なものを腐敗と言ってい

るだけです。いずれの場合でもバイキンはバイキンなりに、真面目に一生懸命に働いているのです。

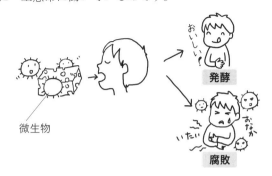

微生物

◎**発酵と熟成はどう違う?**

それでは最近よく聞く熟成肉などの"熟成"とは何なのでしょうか。

この場合の熟成は、細菌のはたらきによるものではありません。発酵とは異なり、細菌のような食材の外部にあったものによる作用ではなく、食材の中にもともと存在したものによる変化なのです。

肉の中にもともとあるものといえば、酵素です。つまり、酵素によってタンパク質が分解され、旨みの素であるアミノ酸に変化すること、それが熟成なのです。

生ハムなどは熟成されている食品の典型と言えるでしょう。ブタの脚を血抜きした後、塩をすり込んで何ヵ月か熟成させたものが生ハムです。カツオブシも、カツオの身をゆでて燻製した後、何ヵ月か乾燥と熟成を進めたものです。

第5章
病気と栄養素

01 病気ってなぜ起こるの？

病気は遺伝子疾患のように、病気の原因が元から人にあるものもありますが、多くは細菌やウイルスなど、外因性の原因です。自分の体をこのような原因に対抗できるように鍛えておけば、病気の可能性は低くなります。

◎病気の４つの原因

生体はいつでも変わらず生命活動を続けるわけではありません。生体は時間とともに成長し、老化し、そしてやがて生命活動を終えます。しかし、このような予定された生命活動の変化の他に、一時的、突発的に起こる変化があります。病気はそのようなものです。

病気の種類はたくさんあり、それとともに病気の原因もいろいろありますが、図に示した４つに大別することができます。

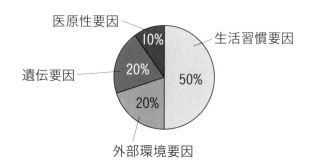

医原性要因 10%
生活習慣要因 50%
遺伝要因 20%
外部環境要因 20%

①医原性要因

本来はあってはいけないものなのですが、それが10％もあるというのは驚きです。これは医療行為が引き起こした病気です。分かりやすい例でいえば薬の副作用のようなものです。

②遺伝要因

DNAに異常があるもので、現在のところ根本的な治療は困難です。赤血球が三日月形になる鎌形赤血球貧血や、重度の筋力低下をもたらす筋萎縮性側索硬化症などがあります。

③外部環境要因

病原体、有害物質、事故、ストレスなど患者以外のところに原因があるもので、最も病気らしい病気といえるでしょう。食品の関係でいえば、腐敗した食品を食べたことによる食中毒があります。有毒食品、たとえばフグや毒キノコを食べたことによる食中毒もあります。

また、公害で有名な四日市ゼンソクのように有害な気体（煤煙）を吸入したことによるもの、原子炉事故に基づく甲状腺ガンのように放射線によるものもあります。

最も病気らしいのは細菌やウイルスによるものでしょう。最近流行している新型コロナウイルス肺炎、インフルエンザ、ハシカ、肺結核などの伝染病、あるいはアスベストの吸引によって起こった肺中皮腫などもあります。

④生活習慣的要因

最も多いのがこのカテゴリーで、病気の原因の半分を占めています。原因は飲酒、喫煙、そして特に食生活が大きな割合を占めています。この原因には栄養素が大きく関係しています。

主な病気に心筋梗塞やガン、脳卒中、肝硬変、糖尿病などがあります。

最近問題になっているのは肥満、つまり食べ過ぎ、カロリーの摂り過ぎです。脂質の多いものを食べたいだけ食べて、運動は嫌、というのでは太らないわけがありません。その上、野菜は嫌いときたのではビタミンも足りてはいないでしょう。そういう状態ではミネラルを十分に摂れているのかだって怪しいものです。

人間は三大栄養素の炭水化物、タンパク質、脂質だけで生きているのではないということをしっかり頭に叩き込まないといけません。

バランスよく栄養素を摂取するなど食生活に気をつけることで予防できる可能性があるのが生活習慣が要因の病気です。

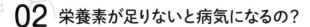

02 栄養素が足りないと病気になるの？

> 栄養素は人間の体を作り、それを維持するために必要なものです。不足すると本人の自覚にかかわらず、体のどこかに不調があらわれます。やがてそれは病気となり顕在化してくるでしょう。

◎三大栄養素が不足するとどうなる？

三大栄養素とは炭水化物、タンパク質、脂質の3つを言います。これが不足すると基礎的な体力の低下を招き、あらゆる病気にかかりやすくなります。また治療にも時間がかかってしまいます。

炭水化物	不足すると、エネルギー不足による疲労感、集中力・学習能力の減退、不眠、イライラ、不安などが起こります。
タンパク質	不足すると、脳の働きが鈍り、体力・スタミナ、病気に対する抵抗力が落ちます。貧血、肌荒れ、抜け毛などが起こります。
脂質	不足すると成長が遅れます。また、皮膚障害（湿疹）、血管が脆弱になったり、皮膚のかさつきなどが起こります。

◎ビタミンの不足

ビタミンは体内の生化学反応を調節し、体内機能を調節するはたらきをします。ビタミン不足はこの調節機能を失うことを意味します。各ビタミンの不足によって起こるビタミン欠乏症は、先のビタミンの項で紹介した通りです。

◎ミネラルの不足

ミネラルは、必要量は少量ですが、体内でとても重要なはたらきをしています。それは、体内の反応である生化学反応の種類や速度を統括する酵素と、それを助ける補酵素を作る重要な栄養素だからです。

一般に酵素と補酵素はタンパク質でできており、その中にミネラルが入っています。それは立派なお寺のご本尊が、立派な厨子（ずし）に入った高さ10cmほどの仏像であることに似ています。お寺の厨子はタンパク質で、ご本尊が亜鉛やコバルトというミネラルなのです。ご本尊がなくなったら、厨子はただの飾り物です。ミネラルが不足すると生体は調節機能を失って、各臓器、機能がバラバラに動くことになります。このような機能失調は免疫機能の失調に繋がり、いずれ重大な病気にかかってしまう可能性があります。

また、病気は治っても、機能がそれまでのように復活するのには時間がかかります。病気回復と同時にミネラル状態の復活を図らなければならないことになります。

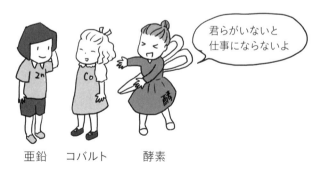

君らがいないと
仕事にならないよ

亜鉛　コバルト　　酵素

03 病気にならないためには どんな栄養素を摂ればいいの?

しっかり栄養素を摂取することは病気の予防にも繋がります。
どんな栄養素が効果的なのでしょうか?

◎免疫力を高める栄養素

タンパク質は、細胞の主要な成分ですので、豆腐、肉、乳類などの良質のタンパク質を摂取することで、免疫細胞の働きが活発になります。さらに、ビタミンAやEなどのビタミン類、亜鉛やセレン、銅、マンガンなどのミネラル類、コレステロールなども、免疫細胞の強化には必須の栄養素です。

◎ストレスに勝つための栄養素

カルシウム	神経が興奮するときには細胞がカルシウムを必要とします。 カルシウムが不足すると、それを補おうと、骨の中のカルシウムが溶け出し細胞内に大量に放出されます。こうしたことから、カルシウムが不足すると過度の興奮状態に陥り気持ちが落ち着かなくなるといいます。
マグネシウム	マグネシウムは神経の伝達を正常に保ち、興奮を抑えストレスを緩和し精神状態を安定させる働きがあります。ですから、気持ちを落ち着かせるためには、カルシウムだけでなくマグネシウムを摂取することを心がけなくてはなりません。

ビタミンC	ビタミンCはストレスに対抗するホルモンを生み出してくれます。体は、ストレスを受けるとそれに対抗するホルモンを分泌して、抵抗力をつけてくれます。ストレスを受けるとビタミンCの量が激減してしまうので、十分に摂取することが必要です。
ビタミンB₁	ビタミンB₁は気分の波を落ち着かせる効果を持ちます。ビタミンB₁もビタミンCと同様にストレスを受けると多く消費されるので、ストレスや疲れを溜めないようにすること、また気分を落ち着かせるために、日常的に摂取することが大切です。

◎風邪を予防するための栄養素

タンパク質には粘膜を丈夫にするはたらきがありますので風邪の予防に効果的です。タンパク質を構成しているアミノ酸は、抵抗力を強化します。その中でもシスチンは、免疫機能を調整する物質であるグルタチオンの材料になります。

緑茶に含まれるテアニンというアミノ酸も、グルタチオンの材料になります。

ビタミンA、ビタミンC、ビタミンEは、いずれも体内の活性酸素の働きを妨げ、グルタチオンのように免疫細胞の機能低下を防いでくれます。

◎ガンにならないための食生活

　ガンの原因はいろいろあります。栄養素の面から言えることは、多くの栄養素をバランスよく摂取すること、そして過剰摂取を避けることです。

　食事の基本は一汁三菜のバランスの良い食事に限ります。次のことに気をつけましょう。

- 野菜や果物をたくさん食べる
- 多種類の穀物、豆類、根菜類を食べる
- 肉類は1日80g以下
- 脂肪は動物性脂肪を控え、植物性脂肪を適度に摂る
- 食塩は成人で1日6g以下
- アルコールは控えめ
- 食品は新鮮なうちに食べる
- 食品添加物や残留農薬に気を付ける
- 発がん性物質が発生している可能性のある焦げた食品は控える

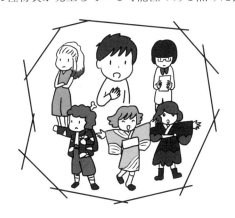

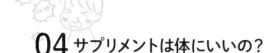

04 サプリメントは体にいいの？

> 栄養素を補うために健康食品やサプリメントを飲んでいる人もいるのではないでしょうか。健康のために飲んでいるはずなのに、摂取のしかたによっては逆効果だったり、効果が薄くなってしまうことがあるのです。

◎サプリメントの効果

サプリメントは特定の栄養素、ビタミンなどを補給するものですから、少なくとも表示されている成分を含んでいることは間違いないでしょう。問題はその栄養素をサプリメントとして摂取する必要があるかどうか、ということです。

米国ジョンズ・ホプキンス大学の研究によれば、一般的で健康な食生活を送っている人にサプリメントの必要性はないと言います。研究者の一人は「健康になりたいのなら、効果のないサプリメントに浪費するのはやめ、果物や野菜、ナッツ類、豆類、低脂肪の乳製品などの食品を食べて運動すべき」と語っています。

ただし、ビタミンＤだけは不足している人が多いので、注意した方が良いとも言っています。

最近、紫外線の害が強調されるあまり、陽に当たらない人が増えました。ビタミンＤは陽に当たることによって体内で合成されるため、陽に当たらない場合は食品に頼る以外ありません。

問題は、多くのサプリメントにはたくさんのビタミン、栄養素

がセットになって入っており、特定の栄養素を摂ろうとすると余計な栄養素まで入ってくるということです。心配な方は栄養師や薬剤師などと相談した方が良いでしょう。

◎サプリメントとの付き合い方

　私たちは、「医薬品は人工的で危ない感じがするけど、サプリメントやハーブは自然のものだから安心」といったイメージを持ってしまいがちかもしれません。しかし、自然のものだから安全とは限りません。

　たとえば、アメリカでは 1992 年に痩身作用のあるウマノスズクサが入ったサプリメントを飲んだ 70 名が腎臓移植や腎臓透析が必要となる重篤な障害が出ました。日本では、2002 年頃から中国製ダイエット健康食品による健康被害が相次いで報告され、798 名に肝機能障害や甲状腺障害などが現われ 4 名が死亡しています。

　安全なものを選ぶこと、そしてサプリメントばかりに頼らず、バランスの良い食生活を心がけることが大切です。

結局なんでも
バランスよく
摂るのが大事
なんだな…

正解!

正解!

正解!

05 カロリーを制限することで長寿になる？

現在の日本人の場合、カロリー不足よりもカロリー過剰で病気になる人の方が多いようです。また、カロリーを制限することによって活性化する遺伝子があると言われています。

◎長寿に繋がる遺伝子

最近、様々な老化の要因を抑えてくれる**長寿遺伝子（サーチュイン遺伝子）**の存在が明らかにされ、注目を集めています。

この長寿遺伝子は、2000年にアメリカのマサチューセッツ工科大学の研究者が酵母から発見したもので、人間もその遺伝子を持っていることが明らかになっています。

サーチュイン遺伝子には、細胞内でエネルギーを作り出すミトコンドリアを増やしたり、細胞内で古くなったミトコンドリアを新しくして細胞を若返らせたりするほか、体に有害な活性酸素を除去したり、動脈硬化や糖尿病などの病気を予防したりするはたらきがあります。

◎カロリーを制限することで活性化する

この長寿遺伝子は最初から機能しているわけではなく、通常は眠った状態で存在しています。ところが、摂取するカロリーを制限すると、この長寿遺伝子が活性化するのです。

ヒトでの研究では、必要なエネルギー量の25％のカロリーを

7週間制限することで、長寿遺伝子の働きが4.2倍〜10倍に増加したことが示されました。

◎摂取カロリーを減らすことで予防できる病気がある

摂取カロリーを制限して体重を減らすことで、糖尿病や動脈硬化などの発症も防ぐことができます。

実際にウィスコンシン大学がヒトに近い種のアカゲザルを用いて行った研究では、食事のカロリーを制限したサルでは、自由に食事をしたサルよりも、ガン・心血管疾患・糖代謝異常などの病気にかかったサルの割合が明らかに少ないことが示されています。

摂取カロリーを制限するためには、単純に食べる食事のカロリーを減らすことが必要です。しかし、特定の栄養素だけを制限すると栄養バランスが崩れてしまう危険があります。つまり、食事の内容は普通にして、食事の総量を減少させることが大切なのです。

また、必要以上に食事の量を減らして摂取カロリーを制限しようとすると、必要な栄養素が不足し、健康の面でかえって良くない可能性が出てきますので注意が必要です。

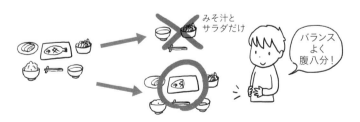

06 病気になったらどんな栄養素を摂ればいいの?

どんなに健康に気をつけていても病気になることはあります。
そのときはどんな栄養素を摂ればいいのでしょう。現代人がか
かりやすい病気で見てみましょう。

◎うつ病

うつ病になったときに望ましい栄養素には、ビタミン（B12 や
葉酸など）、ミネラル（鉄、亜鉛など）、必須アミノ酸（トリプト
ファンなど）、脂肪酸（EPA、DHA）などが挙げられます。ただ
し、これらの栄養素を含む食材も食べ過ぎると、カロリーオーバ
ーや栄養素の偏りになるので、バランスよく適切な量を摂取する
ことが大切です。

ビタミン	ビタミン D、B₁、B₂、B₆、B₁₂、葉酸などの不足は、うつ病の発症や経過に悪影響を及ぼすと言われています。これらのビタミンは野菜やキノコ、レバー、肉、魚介類などで補給できます。
ミネラル	鉄や亜鉛などのミネラルも、不足するとうつ病と関連する可能性があると言われています。ミネラルは、肉や魚、卵などから摂取できます。
アミノ酸	トリプトファンやメチオニンといった必須アミノ酸が不足すると、気分が落ち込みがちになります。必須アミノ酸は、肉や魚、卵、大豆、牛乳などに含まれます。
脂肪酸	DHA や EPA などの n-3 系不飽和脂肪酸は脳などの中枢神経系で重要な役割を果たしています。これらの脂肪酸は魚に多く含まれることが知られています。

　また、ストレスは腸内環境とも関係があり、腸内環境を整えるとストレスが減るといわれています。腸内環境を整えるものには、乳酸菌やビフィズス菌、オリゴ糖、食物繊維などがあります。

　健康な方はうつ病患者よりも緑茶を飲む頻度が多いという調査結果もあることから、緑茶を飲むのも良いかもしれません。緑茶にはカテキンやテアニンという免疫力を高める成分が入っています。

◎風邪

風邪を治すために必要な栄養素には次のものがあります。

ビタミンA	粘膜や皮膚を強くしてウイルスなどから体を守り、免疫力をアップします。具体的には鼻、のど、口、胃、腸などの全身の粘膜を守り、病原体からガードし、皮膚の乾燥を防ぎます。
ビタミンB$_1$	糖質をエネルギー化するときに必要となるビタミンで、発熱しているときにはビタミンB1の消費量が増加します。不足すると疲労しやすくなるので、発熱時には特に多くの量が必要となります。
ビタミンB$_2$	不足すると体力が低下しやすく、炎症も治りにくくなるので、発熱時には特に多くの量が必要となります。
ビタミンC	体内に侵入したウイルスを迎え撃つ白血球の働きをサポートしたり、自らもウイルスに攻撃をかけたりして体を守ります。ウイルスや病原体から体を守る、コラーゲンの生成を促し、皮膚の傷の治癒を促進する、貧血を予防したりストレスや疲労をやわらげる等のはたらきがあります。

ビタミンE	末梢血管の血流をよくする作用があり、寒気がするときに体温を上げるだけでなく、全身に栄養素がまわりやすくなるので、体力の回復にも効果を発揮します。血流がよくなると免疫細胞の活動も高まるので風邪に対する免疫力が高くなります。 発熱するとエネルギー消費が高まるので、体内で活性酸素が増加します。ビタミンEには活性酸素を消去する抗酸化作用があります。
タンパク質	発熱すると基礎代謝が上昇するので体力が失われていくとともに、体内のタンパク質の分解が進んでいきます。体温が平熱よりも1℃上昇すると基礎代謝は13%上昇し、タンパク質の分解は平常時に比べて2倍以上になるため、多くの量のタンパク質が必要となります。

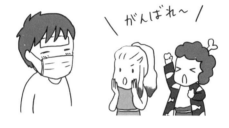

◎**下痢**

　水分を摂ると下痢がひどくなると思うかもしれませんが、下痢のときこそ水分補給が必要です。ただし、腸の粘膜が過敏になっているので、冷たい水分は避けます。下痢が続いているときは、電解質の入ったスポーツドリンクがおすすめです。

　食事は低脂肪・高タンパクの食事が良いでしょう。

07　健康に悪い食べ物ってどんなもの？

健康のために摂りたい食品はいろいろありますが、なるべく控えたい、健康に悪い食品にはどんなものがあるのでしょうか。

　そもそも、多くの食品は健康に良い面と悪い面を持っています。理想的な食品といわれる卵だってコレステロールが入っていて健康に良くないと言う人もいます。そして、健康に悪影響しか与えないような物質は、そもそも食品と呼ばれないのではないでしょうか？

◎意外な落とし穴
　水を不健康食品と思う人はいないでしょう。しかし、毒になるかどうかは摂取量次第です。水だって飲みすぎたら命を縮めます。
　2007年、米国で女性だけの水飲みコンクールが開かれました。そこで準優勝した女性が帰宅後体調を崩し、そのまま亡くなりました。医者の下した死因は「水中毒」だったそうです。
　また、砂糖はエネルギーとなる糖質とミネラルを含み、健康維持に役立ちますが、摂り過ぎが糖尿病などの病気に繋がることもあります。塩だって健康に欠かせない栄養素ですが、摂り過ぎは高血圧などの病気にも繋がります。
　意見が分かれるのはお酒でしょう。「百薬の長」と言う人もい

ます。これも飲む量の問題ですが、同時に個人的な体質の問題、およびその人の抱えている精神的な問題が大きく影響します。

◎摂り過ぎに注意したい食品

ここでは一般に摂り過ぎると健康に良くないと思われる食品を挙げてみましょう。

清涼飲料水（ソーダなどの甘い炭酸水）	多量の砂糖や人工甘味料などの甘味料、人工香料などの化学物質が入っています。
ダイエット食品	人工甘味料、各種添加物が使われています。
肉の加工食品（ハム、ベーコンなど）	塩分や保存料などたくさんの食品添加物が入っています。
白いパン、ご飯	白い小麦粉、白米が原材料のこれらは、ビタミン、ミネラル、食物繊維などの栄養素が除かれています。明治時代までは白米による脚気（かっけ）で多くの人が苦しめられました。また、パンには意外に多くの塩が入っています。
マーガリン、ショートニング	トランス脂肪酸が入っています。
インスタント麺類	食品添加物が入っています。
スナック菓子	たくさんの脂質、塩分、食品添加物が入っています。

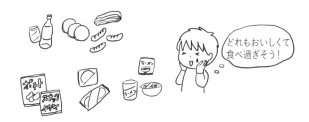

08 毒を含む食べ物にはどんなものがあるの？

> 私たちは毒物に囲まれているようなものです。その中から毒のないもの、あるいは少ないものを選んだのが現在の食材です。春の山菜、秋のキノコなど、天然の食材を食べようとすると、有毒のものに手を出すことになりかねません。

◎フグ

フグには**テトロドトキシン**という猛毒が入っています。フグの毒はフグが自分で作るものではなく、天然の餌に含まれる毒をフグが溜め込んだものです。そのため、養殖フグに毒はありません。

フグには多くの種類があり、毒の有無、毒のある場所が違います。素人は手を出さないのが賢明です。

◎山菜

春になると毎年のように山菜で食中毒になる人が出ます。山菜の食中毒の多くは山菜と毒草を間違えることで起こります。

よく起こるのがニラとスイセンです。スイセンにはニラのようなにおいはないので間違えにくいとは思うのですが、事故は起こります。花壇に植えておいて間違えてしまうのでしょう。スイセンの毒性は猛毒というほどではないのですが、ニラと間違って大量に食べるせいか、命を落とすことがあります。

食材ではないですが、意外と猛毒なのがスズランです。生け花の水を誤って飲んだ子どもが亡くなるという事件もありました。

心臓に作用するので、高齢の方などがにおいを嗅いで花粉を吸うと危険です。

また、街路樹のキョウチクトウは毒の塊です。この枝で肉を刺して焼いたものを食べて亡くなるという事件もありました。枯れ枝を焼いた煙にも毒があります。それだけでなく、植えた地面にも毒が浸みこみます。こんな危険な植物が街路樹に選定されているのは不思議です。

◎キノコ

秋の新聞にはキノコ中毒に関する記事が並びます。危ないのはニガクリタケです。食用のクリタケにソックリなため、玄人も間違えるようで、時折道の駅で誤って売って、テレビで回収を呼びかけたりしています。毒性は強く、死亡例がたくさんあります。

スギヒラタケは食用キノコとされてきました。ところが2004年秋、腎機能障害を持つ人が食べて急性脳症を起こす事故が相次ぎました。同年中に東北・北陸9県で59人が発症し、17人が死亡しました。中には腎臓に異常のない人もいました。

未だに原因はわかっておらず、このキノコは摂食禁止とされています。

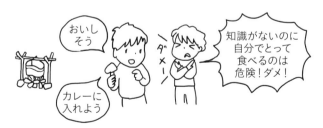

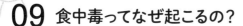

09 食中毒ってなぜ起こるの?

食べ物が原因で起こる食中毒。
どんなメカニズムで食中毒になってしまうのでしょうか。

◎食中毒の原因

食中毒を起こす細菌、いわゆるバイキンには多くの種類があります。一方、ウイルスにはノロウイルスや E 型肝炎ウイルスなどがありますが、最近のウイルス性食中毒の 90% はノロウイルスによるものです。

食中毒を引き起こす主な細菌やウイルスを見てみましょう。

サルモネラ菌

動物の腸内をはじめ、下水、河川など自然界の至るところに存在します。人間の腸内で増殖すると食中毒症状を起こします。鶏卵に付着していることがあるので注意が必要です。

腸炎ビブリオ菌

別名で海洋細菌と呼ばれる通り、海水中に多い細菌です。そのため、魚介類、特に刺身の食中毒の原因になります。サルモネラ菌と並んで食中毒の例が多い細菌です。

カンピロバクター

牛、豚、鶏などの腸管に生息する細菌です。熱、乾燥には弱いですが、10℃以下では長期間生存します。冷蔵庫内でも、生肉と他の食品の接触は避けるべきです。

ブドウ球菌

人間の皮膚、粘膜、傷口などに普通に存在します。食品に付着して増殖を始めるとエンテロトキシンという毒素を生産します。この毒素は丈夫であり、100℃ 30分の加熱でも毒性は失われません。予防には感染を避けるため、衛生管理をしっかりするしかありません。

病原性大腸菌

大腸菌は人間の腸管にも生息するありふれた細菌ですが、ある種の大腸菌は人間の体内で毒素を生産し、食中毒症状を起こします。O-157が有名です。

ボツリヌス菌

ボツリヌス菌の出す毒素は猛毒ですが、加熱すれば活性を失って無毒になります。80℃で30分、100℃なら数分で無毒になります。

しかし、菌自体は熱に強く、殺菌には100℃で6時間の加熱が必要です。その上この菌は芽胞という休眠状態をとります。これは120℃で4分以上加熱しなければ活性を失いません。事実上、

料理の温度で殺菌することは不可能ということになります。

ノロウイルス

　ノロウイルスは人間や牛の腸の中で増殖します。糞便に混じって排出されると、接触あるいは飛沫によって感染します。また、その糞便が海水に排出されると、二枚貝の中に入るなどしてそれを食べた人間の体内に入って増殖します。

　年間を通じて発症しますが、11月から3月にかけての発症が多く報告されており、冬季の食中毒の多くはノロウイルスによるものと見なされています。

　有効な予防法は手を洗うことです。特に調理に携わる人は入念な手洗いが大切です。

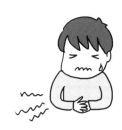

10 貝毒ってなんのこと?

貝は美味しい食べ物ですが、時に怖い毒物に変化することがあります。それが「貝毒」といわれる現象です。

◎貝毒とは何か

貝毒はホタテやカキなどの二枚貝が、餌として有毒プランクトンを食べることで毒素を一時的に蓄積し、これを食べた人が中毒症状を起こす現象を呼びます。食用となる二枚貝自身には毒素を作り出す能力はありません。

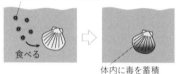

有毒プランクトンが発生

食べる

体内に毒を蓄積

貝類の食中毒件数としては、生食等での腸炎ビブリオやノロウイルスによる中毒が圧倒的に多く、貝毒による中毒は全体の10％以下に過ぎません。しかし、貝毒は加熱によって毒性がほとんど失われず、有効な治療薬もないことから、死亡事故に発展する例もあります。

日本で問題となる貝毒には、有毒プランクトンの種類によって下痢性貝毒と麻痺性貝毒の2種類があります。

○**下痢性貝毒**：強烈な下痢を起こします。しかし、ほぼ3日以内に回復し、死亡例はありません。ホタテ、アサリなどで起きます。

○**麻痺性貝毒**：この毒素の毒性は強く、この毒素を持っている貝を食べると10〜30分で唇、舌、顔面などが痺れ、重症の場合は呼吸困難を起こします。毒素は食後数時間で体外に排泄されますが、多数の死亡例があります。

この毒を持つ貝としてはホタテ、カキ、アサリ、アカガイ、ムール貝など種々の二枚貝があります。

◎貝毒の監視

貝毒の原因となる有毒プランクトンは一年のうちでごく限られた時期にのみ出現します。したがって、原因となるプランクトンの発生を未然に予測することが重要となります。

貝毒は関係機関によって監視されており、毒化した貝類が市場に出回ることは基本的にはありません。異常が発見された場合にはただちに生産・出荷の自主規制を指導します。そして、必要日数を経過し、毒性が不検出になった場合に自主規制を解除します。

◎貝類は栄養素をたっぷり含んでいる

貝類にはアミノ酸であるグルタミン酸や、コハク酸など、旨味の成分がたっぷりと含まれています。ミネラルも豊富で、カルシウム、鉄、亜鉛、マグネシウム、カリウムなどが含まれます。これらは骨粗鬆症の予防や、鉄欠乏性貧血の予防などに役立ちます。貝毒などには注意しながら食べたいものです。

コラム

03 フグ毒「テトロドトキシン」ってどんな意味?

　フグに含まれる毒は「テトロドトキシン」という舌をかみそうな名前です。何でこんなおかしな名前になったのでしょう?

　最後の"トキシン toxin"は毒という意味です。一般に毒と言うとポイズン poison を思い出しますが、それは毒物一般の名前であり、生物が分泌する毒は特にトキシンと言います。それでは"テトロド"はどういう意味でしょう?これは"テトラ+オド"です。"テトラ"はギリシア語で"4"を表す数詞です。海岸に設置してある波消しブロックのテトラ・ポッドは4本脚です。そして"アド"はギリシア語で"顎、歯"の意味です。つまり"テトロドトキシン"は「4枚歯の毒」という意味なのです。ここまできたら釣り好きの方にはお分かりでしょう。フグは鋭い4枚の歯で釣り糸(テグス)を咬みきり、養殖場では共食いを始めて傷だらけになると言います。つまり、名付けた人は相当の釣り好きということとのようです。

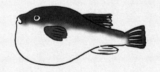

第6章
生活習慣と栄養素

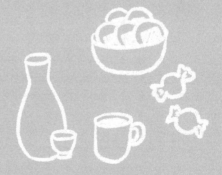

01 コレステロールはなぜ体に悪いの？

> 皆さんは「コレステロールは体に悪い」と聞いたことがあるのではないでしょうか？
> しかし現在では一部が見直され、"悪玉コレステロール" は体に悪いが、"善玉コレステロール" は体に良い」とされています。どういうことでしょうか。

◎コレステロールとは？

　第2章の「脂質」の項目で見た通り、コレステロールは人間の体に存在する脂質の一つです。有害物質のように見られることが多いのですが、コレステロール自体は細胞膜や各種のホルモン、胆汁酸を作る大切な材料であり、体に必要な物質です。

　コレステロールは、必要量の2〜3割は食品として体の外から摂り入れられますが、残りの7〜8割は体内で糖や脂肪を使って肝臓などで合成されています。その総量は体内でうまく調整されています。

◎コレステロールの悪玉と善玉ってなんのこと？

　コレステロールは、血液中において過剰もしくは不足した状態になると、動脈硬化などの生活習慣病の原因となり、健康を害することが知られています。

　コレステロールが血中に溶け出すときには必ずタンパク質と結合し、リポタンパク質となっています。これが生活習慣病の原因となっているのです。

リポタンパク質には、肝臓のコレステロールを体全体に運ぶ役割をする**LDL（低比重リポタンパク質）**と、血管壁に溜まったコレステロールを肝臓に運ぶ役割をする**HDL（高比重リポタンパク質）**があります。

LDLは細胞にコレステロールを運び、体内のコレステロールを増やすので「**悪玉コレステロール**」、反対にHDLは余分なコレステロールを肝臓に運び、コレステロールを回収するはたらきを持っているので「**善玉コレステロール**」と呼ばれます。

◎コレステロールの功罪

善玉と悪玉、この2つのコレステロールのバランスが崩れて、血液中のコレステロールが過剰となるのが、脂質異常症と呼ばれる状態です。

しかし、コレステロールが過剰になった場合だけでなく、コレステロールが不足した場合にも免疫力の低下を招き、脳出血などの危険を増加させます。米国で行われた疫学調査では、コレステロールが多くても少なくても寿命が短くなるという結果が出ています。つまり、LDLコレステロールが多く含まれる動物性脂質はなるべく控え、HDLコレステロールを増やす効果のある青魚や、コレステロールを減らす効果のある植物性脂質をバランス良く摂ることが最も健康に良いということになるようです。

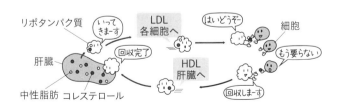

02 毎日のお茶やコーヒーは健康にいいの？

> ホッと一息ついたり、目覚ましなどのために一日に何杯も飲む、という方も多いお茶やコーヒー。健康にとってはどうなのか、栄養素の面から見てみましょう。

◎私たちの喫茶習慣

コーヒー、緑茶、紅茶、ウーロン茶……

喫茶の習慣は現代人に染みついています。午前に一杯、午後に一杯、おやつとともにまた一杯と、一日に何杯も飲む方もおられるでしょう。

名古屋地区では「モーニングサービス」というサービス制度が確立されており、どこの喫茶店に行っても午前中はコーヒー代を払えば［コーヒー＋トースト＋ゆで卵 etc...］と、朝食セットのようなものが出てくるというので、常連の人で満員になっています。

ところで、そんな喫茶の習慣は健康に良いのでしょうか？

緑茶、紅茶、ウーロン茶の原料はお茶の葉であり、それを蒸したか、発酵させたかの違いですから、成分に大きな差はありません。しかしコーヒーはコーヒーの木の実の中の種を焙煎したものですから、お茶類とはかなり違います。

◎お茶やコーヒーに含まれるカフェイン

お茶とコーヒーどちらにも含まれているものが、**カフェイン**です。カフェインは覚醒剤と言われるだけあって、摂取すると眠気が飛んで頭が冴えわたり、労働効果が向上すると言われます。

良いこと尽くめのようですが、飲み過ぎると頭痛、めまいなどの症状があらわれ、短時間の間に3g（コーヒー25杯分）を飲むと命を失うと言います。

また、麻薬のような依存症があり、飲み続けると飲まないでいられなくなり、無理にやめようとすると禁断症状があらわれると言います。

◎お茶やコーヒーに含まれるポリフェノール

もう一つ、お茶とコーヒーのどちらにも含まれるもの、それは**ポリフェノール**です。

ポリフェノール*1とは、植物が自身を活性酸素から守るために作り出す物質で、抗酸化物質の代表です。ポリフェノールは、8000種類以上もあると言われています。

お茶のポリフェノールはカテキンと呼ばれることもありますが、ブルーベリーのアントシアニン、カレーのクルクミンもポリフェノールの仲間です。コーヒーに含まれるポリフェノールは、カフェインよりも多いのです。

---

*1　一般にカメノコなどと呼ばれる化学物質ベンゼンに、OH原子団（水酸基）を複数（ポリ）持つ植物成分の総称なので、「ポリフェノール」と呼ばれる。

◎ポリフェノールの様々な健康効果

お茶に含まれるポリフェノールは口臭予防になり、血液中のコレステロール濃度を下げる作用があることが明らかにされています。

人のガンの原因は、約80％が食生活や喫煙など生活因子によるものと推定されています。

緑茶がよく飲まれる地域ではガンの発生率が低いといわれており、最近では日本国内のみならず米国においても緑茶のガン抑制効果が注目されています。

茶ポリフェノール類はウイルスに対しても感染阻止効果があると言われ、インフルエンザウイルスにもその効果が認められています。また、血圧上昇を抑制することも認められています。

脂肪の酸化を抑えて老化を防ぐ効果もあり、アルツハイマー病の原因とされている異常なタンパク質を抑制すると考えられています。

このような様々な効果を持つ茶ポリフェノールを含んでいるお茶はノンカロリー飲料で、しかもカリウム、カルシウム、ナトリウム、マンガン、銅、ニッケル、モリブデンなど多くのミネラルやビタミンCも含んでいます。

お茶が不老長寿の妙薬と言われてきたのも分かるような気がします。

コーヒーもポリフェノールをたっぷり含んでいますから、その効果はほぼ同じものと考えて良いでしょう。

コーヒーもアルツハイマー病と２型糖尿病の発症を抑える可能性があると言われています。また、目下治療法があまりなく、難病の一つに挙げられるパーキンソン病の発症を抑える効果をもたらすかもしれないとも言われます。

このように考えると、喫茶の習慣は健康に良いと言うことができるのではないでしょうか。

しかし、何事も過ぎたるは及ばざるがごとしです。カフェイン中毒になって、飲まないと手が震えるなどということのないようにしたいものです。

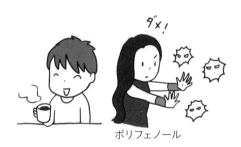

ポリフェノール

03 どうして二日酔いになるの？

> 二日酔いは不愉快なものです。なぜ愉快だったはずのお酒が翌日には不愉快なものに変わってしまうのでしょう。

◎二日酔いのメカニズム

お酒に含まれるアルコールはエタノール（CH_3CH_2OH）です。これが体内に入るとアルコール脱水素酵素によって酸化されてアセトアルデヒド（CH_3CHO）という有害物質に変化します。これが「二日酔いの素」です。しかし、すぐにアルデヒド脱水素酵素が働いて酢酸（CH_3COOH）に酸化してくれ、その後酢酸は二酸化炭素 CO_2 と水 H_2O になって排出されます。

つまり、体内にアセトアルデヒドがあるから二日酔いになるのです。アセトアルデヒドをすぐに消去するには、アセトアルデヒド酸化酵素がはたらいてくれれば良いのです。

ところが、この酵素の量は遺伝的に決まっていると言います。したがって両親が下戸の方は下戸の可能性があります。諦めて深酒はしない方が賢明でしょう。

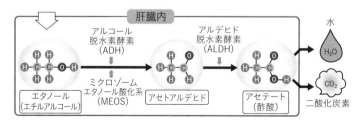

◎メタノールの害

　戦後間もない頃、怪しげな飲み屋では、陰でバクダンと呼ばれる焼酎を出したと言います。これはエタノールでなく、メタノール CH_3OH を入れたお酒です。メタノールは酒税がかからないので安いのです。ところがこれを飲むと失明したり、悪くすると命を失うと言われました。なぜでしょう？

　メタノールとエタノールは構造がよく似ており、反応もソックリです。しかし、メタノールは体内でアルコール脱水素酵素によって酸化されて劇物ホルムアルデヒド $HCHO$ になります。これは昔、高校の生物実験室で広口瓶にカエルやヘビが液体に浸かって白くなっていたあの液体、ホルマリンの原料です。ホルムアルデヒドはシックハウス症候群の原因でもあります。

　さらに酸化されると毒物のギ酸 $HCOOH$ になります。こんなものが体内で発生したのでは、とても生きてはいけません。

　なお、眼が光を感知するためには、レチナールという視覚物質が必要です。レチナールはビタミン A を酸化して作るため、眼の周囲にはビタミン A を酸化させるアルコール脱水素酵素がたくさん存在しています。その結果、メタノールは優先的に眼の周囲で有害物質のホルムアルデヒドやギ酸を発生するのです。

　そのため、メタノールの被害が軽ければまず眼をやられ、重ければ命を失うと言うことになるのです。外国では未だメタノール入りの酒が横行しているところがあるようです。怪しい場所でお酒を飲むのは命がけです。

04 お酒の肴にはどんな栄養素を摂ればいいの?

> お酒といえば欠かせないのがおつまみ、酒の肴です。おつまみの役割は空腹を満たすだけではありません。胃に入ったお酒の吸収を遅らせて胃腸を守り、酔いをなだらかにするという重要な役割も持っています。

◎ おつまみの効果

おつまみは単に美味しくて空腹を満たし、お酒をすすめてくれるというだけではありません。体のためにも良い効果をもたらしてくれます。おつまみを食べないでお酒だけを飲むいわゆる「空酒（からざけ）」は体を壊すもとになります。

○ 胃や腸をアルコールから守るはたらき

お酒を飲むとアルコールが胃や腸に流れ込みます。アルコールは胃や腸の粘膜に刺激を与えます。その結果、粘膜は悪くするとただれたような状態になります。これが続くと胃酸過多や胃潰瘍等になりかねません。しかしおつまみを食べると、おつまみの成分が粘膜の上に層状に溜まって膜のように胃壁を覆い、胃を守ってくれます。

○ 酔いを遅らせる

よく経験することですが、お腹が空いたままお酒を飲むと、酔いが速く回ります。アルコールは他の食品と違って、分解や消化

されることなく、そのまま吸収されます。水の吸収と同じです。特にアルコールは腸だけでなく胃壁からも 20% は吸収されます。

　空腹時にお酒を飲むと胃が空っぽなため、アルコールは胃から吸収されて酔いが回り、その後腸で急激に吸収されてしまいます。そのため、酔いが速くなるのです。

　それに対しておつまみが胃に入っていると、アルコールはおつまみに吸収されることで胃では吸収されにくくなり、その上なかなか腸に進行できなくなります。この結果、吸収が遅れることになるので酔いもゆっくりになるということです。

○アルコールの分解に必要な栄養素の補給

　胃や腸から吸収されたアルコールは、肝臓でアルコール脱水素酵素という酵素によって酸化されて**アセトアルデヒド**という化学物質になります。これは有害物質で二日酔いの原因とされる物質です。しかしアルデヒド脱水素酵素がアセトアルデヒドを酸化して無害の酢酸に変えてくれ、最終的に二酸化炭素と水になって体外に排出されます。

　このように、アルコールを分解、無害化するには肝臓のはたらきが大切ですが、その肝臓を活発に保つためにはタンパク質とビタミン類、特にビタミン B_1 が必要です。おつまみはこのような栄養素を補ってくれるはたらきをするのです。

◎おすすめのおつまみ

○サラダや海藻

　料理を食べてお酒を飲んだらいやがうえにも血糖値が上がります。急激な血糖値の増加は肥満に繋がります。野菜や海藻類は急激な血糖値の上昇を防いでくれます。また、料理や酒類の消化吸収をも遅らせてくれます。サラダが無い場合にも、刺身のツマや肉料理の取り合わせの野菜を食べるようにしましょう。

大豆食品	動物性タンパク質を多く含む食品	葉酸を多く含む食品
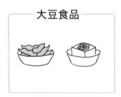	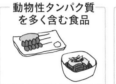	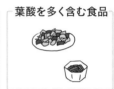

○枝豆や豆腐などの大豆食品

　大豆は植物性の良質なタンパク質で、ビタミン B_1 を豊富に含んでおり、肝臓のはたらきを助けてくれます。

○肉や魚などの動物性タンパク質

　動物性タンパク質を含む食品は二日酔いを防いでくれるだけでなく、脂質や炭水化物の摂り過ぎを防いでくれます。その意味で刺身やチーズなどは最高のおつまみと言えるでしょう。

○レバーやほうれん草などの葉酸を多く含む食品

　葉酸はアルコールを分解するのに必要な栄養素です。　葉酸に

はその他に脳卒中や心筋梗塞、認知症などを予防する効果もあります。レバーはタンパク質の補給の面から言っても優れています。

○締めのラーメンで栄養素補給

　飲んだ後のラーメンは太る原因になると言われます。確かにそうでしょうが、アルコールの分解に必要な栄養素の補給という良い面もあります。締めにラーメンが食べたくなるのは、体が糖と水分と塩分を欲しがっている証拠です。食べ過ぎにならない程度に補ってやると良いでしょう。しかし、単にお酒の後に食べるのが癖になっているだけなら、注意した方が良いです。

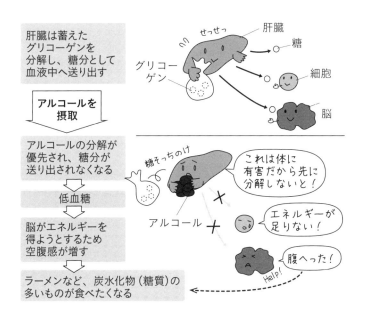

　よくお坊さんはお酒を飲まないと言いますが、真っ赤なウソです。葬式や法事の席にお酒は「般若湯」と言われ、付きものですが、お坊さんは上座に座って美味しそうに飲んでいます。マイクを向ければ、お経に代わって歌が飛び出ます。よく「葷酒山門に入るを許さず」などと書いた石柱を門前に立てている寺がありますが、「お坊さんが自分で持って入らなかったらどうやって入るんだ？」と聞いてみたくなります。

　あの超エライお坊さんの弘法大師空海さんだって高野山の御堂でお酒を飲んでいました。「爪剥きの酒」といって弘法大師ゆかりのお酒として高野山で売っています。

　何でも空海のお母さんが、空海が冬の寒い高野山で修業をして風邪でも引いたら大変だということで、自ら仕込んだお酒を届けたのだといいます。「爪剥き」というのはお母さんが籾を一粒一粒爪で剥いて取り出した米で作ったお酒という意味だそうです。

　ということで私は誰憚ることなく毎晩お酒を飲んでいますが、中には健康に悪いのでは？と思いながら飲む人もいるようですが、こういうお酒はストレスの元ですので即刻止めるべきです。お酒を飲んでストレスを抱えたのではどうしようもありません。飲まれるお酒だって後味が悪いでしょう。

　大酒は良くないが、毎晩飲む晩酌は良いという人もいます。毎晩大酒を飲んだらどうなるんだ？という質問はさて置いて、医学用語らしい言葉に「ホメオスタシス」という言葉があります。

　体に備わっているこの機能のために、「一度に大量に飲むのは良くないが、少量ずつ継続的に摂るのは健康に良い」と言われることもあります。

　同じようにこの言葉の恩恵に浴しているものに「ラジウム温泉」があります。これはお湯の中に気体の放射性元素ラドンが溶けており、その原子核崩壊によって α 線が放射されるという温泉です。α 線が有害であることは言うまでもなく、肺がんの誘因になることが明らかになっています。

　しかし日本に何か所もあるラジウム温泉は皆人気の温泉です。ここでも放射線を一度に大量に浴びれば危険だが、少量ずつ継続的に浴びると健康に良いという「放射線ホメオスタシス」理論？によって擁護されています。でもこのホメオスタシス理論は医学的に実証されているものではないそうですから、晩酌にしろ温泉にしろ、「自己責任でどうぞ」ということになります。

　「1週間に2日はお酒をやめて肝臓を休める」ということで「休肝日」を提唱する向きもあるようですが、これは大正時代に新潟大学の医学部の先生が提唱したのが始まりといいます。ただし、この先生が言った言葉には枕詞（まくらことば）があり、「毎日6合以上飲む人は、1週間に1日はお酒をやめるように」というものだったそうです。

05 子どもはどんな栄養素を摂ればいいの？

育ちざかりと言われる小学生から高校生にかけては一生のうちで、最も多くの栄養素を必要とする時期です。そのため、この時期には栄養素の欠乏が起きやすくなります。

◎どんな栄養素が必要か？

栄養素が足りなければ成長が阻害されるのは当然です。それだけでなく、病気に対する抵抗力も弱くなります。最近、子供たちの間にもアレルギーや生活習慣病が多くなっていると言いますが、これらの原因として栄養素のバランスの崩れがあると言われています。

成長期に特に必要な栄養素は次の通りです。12 ～ 14 歳の推奨量は成人とほぼ同じ量に設定されています。

○タンパク質：12 ～ 14 歳（男性）のタンパク質の 1 日分の推奨量は 60g であり、成人男性と同じです。また、女性では、12 ～ 17 歳の推奨量（55g/ 日）は、成人女性（50g/ 日）よりも多い値となっています。

○鉄：成長期には酸素を運ぶためのヘモグロビン量が増えます。ヘモグロビンは鉄を含んだタンパク質です。そのため体内で必要とされる鉄の量が著しく増大します。この結果、鉄欠乏性貧血になる子どもが少なくありません。学校での朝礼に貧血で倒れる子がいるのはこのような理由からです。

　鉄の推奨量が一生のうちで一番多いのは、男女ともに 12 ～ 14 歳頃で、男性は 11mg/ 日、女性は 14mg/ 日 (月経ありの場合) とされています。

○カルシウム・マグネシウム・ビタミン D：健康な骨や歯の発育に不可欠な栄養素です。日光に当たる時間が短い場合には、体内でのビタミン D 合成が少なくなるのでビタミン D の補給も大切です。

○亜鉛：細胞分裂に必須の微量元素で、欠乏すると発達不全、食欲不振、味覚障害、切り傷の治療不全などを起こします。亜鉛と言えば牡蠣です。生ガキ、カキごはん、カキ鍋、カキフライ、嫌いな子もいるかもしれませんが、何とか好きな料理を見つけてやりたいものです。

○ビタミン B 群：エネルギーの産生、成長、脳や神経の発達に不可欠です。

◎子どもの特殊性

　子どもは成長の途中にあるので、成長した部分と成長しきれていない部分が混在したりで、心身共にアンバランスで不安定な状態にあります。それだけに気を付けなければならない問題もあります。

◎過剰摂取

　ビタミンは摂れば良いというものではありません。よく知られたように、少なければ欠乏症になりますが、多過ぎても過剰症に

なります。特に脂溶性ビタミンの場合には一度体内に入ると排出されにくいので、過剰摂取が問題になります。一般に子どもは成人よりもビタミンの毒性に敏感に反応すると言われています。

そのため、12歳以下の子どもに対しては過剰症への注意が大切です。特に、ミネラルや脂溶性のビタミンをサプリメントで摂取させる際には、各年齢の上限量とサプリメントの配合量を必ず確認しましょう。サプリメントに頼らず、バランスのとれた食事で賄うようにしたいものです。

○偏食・欠食

近年、親の共働きなどのせいで、子どもが一人で食事をとることが多くなっています。そのような場合には、加工食品、ファストフードの利用が増すことが多く、栄養バランスの極端な偏りが発生しがちです。

またゲームなどに熱中するあまり夜更かしになり、朝食を食べずに学校に向かうという「朝食の欠食」が増えています。平成21年の調査では、14歳以下の子どもの約6%が朝食を欠いているとの結果が出ています。大学では朝食のサービスを始めたところも出ているようです。

子どもたちは国の将来を担う宝です。子どもたちの面倒は両親だけに任せるのではなく、社会全体で育てるという姿勢が大切です。

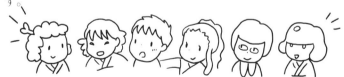

06 高齢の人はどんな栄養素を摂ればいいの?

人間は、歳を重ねるとともに体の機能が衰えていきます。噛む力、飲み込む力、消化機能が低下して栄養素を吸収することが難しくなり、食欲も落ちてしまいます。

◎低栄養であらわれる症状

高齢の人が低栄養状態になったら大変です。ただでさえ高齢で体力が落ちているところに、輪をかけたように不調が重なります。

○体力・免疫力の低下

エネルギーやビタミンが不足すると、体力が低下して疲れやすくなります。その上、抵抗力も低下して風邪などの感染症にかかりやすくなり、かかると治りにくくなります。

○筋肉量・筋力の減少

タンパク質や鉄分が不足すると、筋肉量や筋力が減り、運動能力が低下します。すると運動をするのが億劫になるので運動不足となり、筋肉量がさらに減ります。その結果、ちょっとした段差にも躓いて転倒事故を起こすことになります。

○骨量低下

骨格は石や金属と違います。一度完成したら死ぬまで維持されるものではありません。人が生き続けている限り、骨は常に新しく付け足され、同時に古い骨は常に消化されて吸収され続けます。

カルシウムが足りなくなると、新たに骨を作ることができなくなるだけでなく、現在の骨量を維持することも難しくなります。その結果、骨粗鬆症になりやすくなってしまいます。

〇認知症リスクの増加

ビタミンやタンパク質が不足すると、認知症のリスクが高まると言われます。特に、タンパク質に含まれるアミノ酸の一種、アルブミンが不足すると認知機能が低下するとされます。

◎低栄養の判断基準

では低栄養かどうかはどのようにして判断すれば良いのでしょうか？低栄養の判断基準は3つあります。

・体重の減少

半年以内での体重の減少率が3%以上、または体重減少が2～3kg 以上の場合は注意してください。

・BMI 値

BMI 値は、（体重 kg）÷（身長 m の2乗）で求めます。BMI 値が 18.5 を下回ると低栄養の可能性も高まります。70 歳以上の高齢者では、適正 BMI 値は 21.5 ～ 24.9 とされています。高齢の方は太り気味の方が健康維持に適していると言われます。

・血清アルブミン値

アミノ酸の一種のアルブミンが少ない場合には内臓機能などが低下している危険性があります。素人判断せずに、主治医に相談すべきです。

◎高齢の人に必要な栄養素

○タンパク質

肉や魚、大豆製品、卵などを摂るだけでなく、間食に牛乳・乳製品を摂りましょう。

○ビタミン・ミネラル

皮膚の健康や免疫機能、体の調子を整えるなど、生きていくためにはどうしても必要な栄養素です。女性では骨粗鬆症予防のため、特にカルシウムの摂取が必要です。

○水分

高齢者にとって特に大切なのが水分の補給です。高齢者に必要な水分は、1日に体重 1kg あたり 40ml と言われています。たとえば体重 50kg の方であれば、1日に 2L の水分を摂る必要があります。

水は飲み水として摂るだけでなく、食べ物から摂っても結構です。お茶や果物で摂るのも良いことです。歳を取ると、自分の喉が渇いているのも分かりにくくなると言います。熱中症で亡くなるのもそのような理由です。また地震や台風の避難時には、トイレに行くのを避けるために水を控えた高齢の方が重篤な状態に陥ることがあります。水は体内の老廃物を流し出す役割も果たしています。体内の老廃物を溜め込んで健康でいられるわけはありません。たとえ欲しくなくても、一定時間経ったら水を飲む習慣をつけるのも大切です。

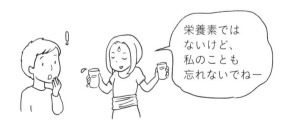

栄養素では
ないけど、
私のことも
忘れないでねー

07 生活習慣病を予防するには、どんな栄養素を摂ればいいの？

日本は男女ともに世界有数の長寿国になりました。しかし、その一方で生活習慣病が増加の一途をたどっています。健康を保って長寿を楽しむためにはどのような食生活を送れば良いのでしょう？栄養素の面から見てみましょう。

◎必要な栄養素をバランス良く摂ることが大切

　毎日の食事で大切なことは、美味しいものを食べることでも、たくさん食べることでもありません。大切なのは食品の数（種類）を多くし、バランス良く食べるということです。そうすることによって、特別なことをしなくても必要な栄養素は自然に無理なく体に入ってきます。中でも次のことに気を付けましょう。

○ビタミン類を十分に摂る

　ビタミンは色の濃い野菜や果物に多く含まれます。このような野菜や果物を1日350〜400gは摂るようにしましょう。また、熱に強いビタミンはビタミンKとナイアシンくらいのもので、残りのすべてのビタミンは熱に弱いです。せっかくの野菜をクタクタに煮てしまったのではビタミンはなくなっています。できるだけ生で、煮るにしてもサッと軽く煮る程度にしたいものです。

○食物繊維を摂る

　穀類は食物繊維の宝庫であり、一番摂りやすい食品です。野菜の他にご飯やパンなどの穀類を毎日一定量摂りましょう。

◯カルシウムを十分に摂る

　歳をとって背中や腰が曲がる原因の多くは骨粗鬆症です。骨を作るにはカルシウムが必需品です。牛乳や小魚、海藻、豆腐、緑黄色野菜などを十分に摂りましょう。

◎食べ過ぎ・摂り過ぎは病気のリスクを高める

　食べ過ぎは肥満になり、糖尿病や心臓病などの誘因となります。特に次のものは摂り過ぎに注意しましょう。

◯食塩

　食塩の取り過ぎは高血圧症、脳卒中、胃がんなど、ほとんど全ての生活習慣病の原因となります。味噌・醤油などの調味料、漬物の摂り過ぎに注意しましょう。「薄味は上品でお洒落だ」くらいの感覚を持っておくと良いのではないでしょうか？

◯動物性脂肪

　動物性脂肪の摂り過ぎは健康に良くありません。肥満、動脈硬化、心臓病、大腸がん、乳がんなど、多くの病気の原因になります。肉は赤身の部分を摂るようにしましょう。牛肉の場合、日本人の「サシ」信仰は行き過ぎです。

◯糖分

　菓子や清涼飲料の摂り過ぎはエネルギー過剰になります。過剰のエネルギーは脂肪に変わり、肥満の原因になります。

◎バランスのとれた食事

国が作った「食事バランスガイド」が公開されており、それを見ればどのような食品をどれだけ食べたら健康に良いかが一目瞭然でわかります。

つまり、毎日の食事を1日に食べると良い量の多い順に上から「主食」「副菜」「主菜」「牛乳・乳製品」「果物」の5つの料理グループに区分し、区分ごとに「つ（SV)」という単位を用いて1日の目安を示しています。この「つ」とは、「1つ」「2つ」と指折り数える「つ」を意味するものです。

主食はごはん・パン・麺など、副菜は野菜・いも・海藻・キノコを主材料とする料理、主菜は魚・肉・卵・大豆・大豆製品を主材料とする料理を指します。

これらをガイドに、示された量だけ食べていれば健康が保てるということです。非常に分かりやすいガイドですから、台所の壁にでも貼っておくと便利ではないでしょうか？

結論として言えることは好き嫌いをなくし、多くの種類の食品をバランスよく摂り、食べ過ぎないこと、ということになります。塩、糖分を控えるために味付けは薄くし、主食は適量に留め、魚・肉・卵・大豆製品・乳製品を摂るように心がけるという、子どものころに言われたことを思い返すことが基本のようです。

食事バランスガイド

あなたの食事は大丈夫?

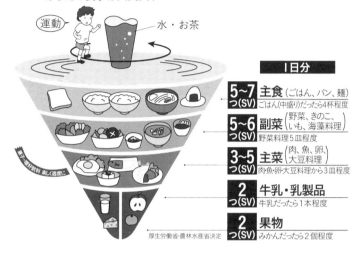

運動　水・お茶

I日分

5~7つ(SV) **主食**(ごはん、パン、麺)
ごはん(中盛り)だったら4杯程度

5~6つ(SV) **副菜**(野菜、きのこ、いも、海藻料理)
野菜料理5皿程度

3~5つ(SV) **主菜**(肉、魚、卵、大豆料理)
肉・魚・卵・大豆料理から3皿程度

2つ(SV) **牛乳・乳製品**
牛乳だったら1本程度

2つ(SV) **果物**
みかんだったら2個程度

菓子・嗜好飲料 楽しく適度に

厚生労働省・農林水産省決定

08 1日3回の食事は健康にいいの？

> 現代の日本人の多くは、当たり前のように朝・昼・夜の1日3回の食事をしています。この食事習慣は、健康に良いのかどうか考えてみましょう。

◎一日3回の食事を摂るようになったのは意外と最近？

現代の日本人の多くは朝、昼、晩と1日3回食事をしています。しかし江戸時代までは、食事は朝夕の2回だけだったと言います。つまり、外へ働きに出る人にお弁当はなかったのです。朝、家を出たら昼ごはんなしに働き続け、夕方家に帰ってから家族と一緒に夕食を囲むということです。とはいうものの当時の時間で八刻（やつどき、現在の午後2時〜4時）には「小昼」と言って軽い食事を摂っており、それが「おやつ」の語源になったと言います。現在とそこまで異なっていたわけでもないようです。

それが1935年、国立栄養研究所が1日に3回食事をとることを推奨したことから、現在のような食スタイルになったと言います。しかし世界的に見ても1日2食の歴史は長く、人間にとっての理想的な食スタイルは1日2食であるという説もあります。

◎食事の回数と体調管理

食べたものが胃で消化され、腸で吸収されるというプロセスには一定の時間が必要です。食べる回数を減らすと、胃が空っぽに

なっている空腹時間が増え、それが胃腸の休息時間となります。

　しかし、ダイエットには食事回数を増やした方が良いとの説もあります。栄養がこまめに補給されることがわかると、脳が「体内に栄養を保存しておく必要はない、全てを消費し尽くしても構わないな」と判断し、脂肪を蓄えなくなるので太らないというのです。脳も結構考えているようですが、ホントかどうかは脳に聞かないとわかりません。中には頑固にヘソクリを続けるものもいるかもしれません。

　一方、仕事が忙しく、夕食が遅くなりがちな人にオススメなのが1日4食です。朝昼夜の食事の他、夕方に糖質を抑えた低カロリーの軽食を摂るのです。これによって、遅い夜になって食べる夕食でのドカ食いを防ぐことができます。

◎いろいろな食事回数

　食事の回数を変えたらどうなるか、シミュレートしてみましょう。

○1日1回

　人間が1食で食べることのできる量には限界があるため、1日の摂取エネルギー量が少なくなり、食べ過ぎは抑えられます。

　しかし、空腹時間が長くなるため栄養素が吸収されやすくなります。そのため、少しでも食べ過ぎると即メタボになる可能性があります。

○1日2回

　朝食と夕食です。メリットは、半日ほどの断食状態をつくりだすことで、体の不調などがリセットされやすくなることです。デメリットは、空腹時間が長くなるため、栄養素が吸収されやすくなることです。

　お相撲さんは1日2食ですが、朝食を抜いています。あのようになりたかったら、1日2回、大量の食事を摂るのが良いかもしれません。大量のエネルギーが効率よく吸収されて、リッパな体にしてくれることでしょう。

○1日3回

　標準的なパターンです。人間の脳が活動するには約120gのグルコース（ブドウ糖）が必要ですが、1回の食事では最大でも60g程度しか摂取できず、約5時間しかもたないといわれます。

　1日3食のメリットは、グルコースなどの栄養素を適切な量とタイミングで摂取できる点です。デメリットは、栄養過多になりやすい点です。なお、脳がグルコースを使うのは考えるときだけでなく、体の機能を維持するためにも使われます。むしろそちらの方が脳の本業です。「オレは考えないから使わない」ということはありません。人間、生きている限り脳の世話になっているのです。

○1日4回

　夕食を2回にします。メリットは、空腹感を感じる時間が少な

いためドカ食いを防ぐことができることです。その反面、各食事で少しでも食べ過ぎるとそれが集まって１日の総摂取カロリーの過剰となり、太る確率が高くなります。

○１日５回

　１日５食では、朝昼夜の３食に２回の間食を加えます。欧米の研究では、３食の人より５食の人の方が、体脂肪率が少ないというデータがあります。

　１日５食は糖尿病患者向けの食事法でもあり、空腹と満腹の差が少ないため、血糖値の上昇が緩やかになるという利点があります。ただし、１日の総摂取カロリーを厳密にコントロールする必要があります。意思の弱い人は止めた方が良いかもしれません。

　このように、それぞれの食事法に長所、短所があります。要はご自分で試行錯誤して一番良い方法を見つけることです。いずれにしても大切なのは誘惑に負けて食べ過ぎることのないようにする、好きなものだけ食べる偏った食事になることのないようにするという、意思の固さと強さです。

江戸時代初期の食生活

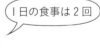

１日の食事は２回

09 おやつにはどんな栄養素を摂ればいいの？

> 子どもだけでなく、大人だっておやつは楽しみです。食べ過ぎには注意が必要ですが、おやつには「疲れを癒す」「気分をリフレッシュする」「食事で十分に摂れなかった栄養素を補う」などの効果があります。

◎おやつのメリット・デメリット

　食事と食事との間隔は、4〜6時間が理想的と言われます。しかし、仕事や家事の都合でこの間隔を守れないことはいくらでもあります。特に昼食と夕食との間が空いてしまうと、お腹が空いて、つい夕食の食べ過ぎに繋がります。

　このようなときにおやつを「間食」として食べることで、夕食の食べ過ぎを防止することができます。しかし、誘惑に負けておやつを食べ過ぎると、きちんとした夕食が食べられなくなりますから注意が必要です。何事も自分をコントロールする意思が大切です。

◎おやつのタイミングと量

　おやつを食べる時間は活動量が多い日中が適切とされます。夕方から夜にかけては活動量が少なくなるため食べたものが脂肪として蓄積され、太り過ぎに繋がる恐れがあります。しかし、通勤のために仕事の後で満員電車に1時間以上も揺られるような方は夕方の方が運動量は多いかもしれません。時間は人それぞれです。

　おやつの量は、1日に必要なエネルギー量の約10%、つまり1日約120〜200kcalが目安とされます。具体的には、おにぎり1個（約180kcal）、サンドイッチ2切れ（約180kcal）、ナッツ類25g（約150kcal）、のりせんべい2枚（約150kcal）、りんご1個（約120kcal）程度です。

◎高齢の方と子どものおやつ

　甘いお菓子だけがおやつではありません。食事だけでは不足しがちな栄養素をおやつで摂るというアイデアも大切です。

　たとえば高齢の方であれば、不足しがちなタンパク質、カルシウムを含む牛乳やヨーグルト、小魚の乾燥品などがおすすめです。また、果物やゼリーなども良いでしょう。そのためには「おやつ」と考えるのではなく「間食」あるいは「補助食」と考えるようにした方が良いかもしれません。

　子どもにとっておやつは、大切な栄養素補給のチャンスです。子どもは成長のために、たくさんの栄養素が必要ですが、消化器官が未熟なために一度に必要な量を食べることができません。そのため、3食の食事だけでは必要な栄養素を摂れないこともあります。

　そこで、おやつを食べることによって1日に足りない分の栄養素を摂るのです。子どもにとっておやつは食事を補う「補食」です。保育園では、おやつの時間にトーストやうどんなどの軽食を出すことが少なくありません。これは、まさに栄養素補給のためであり、「1日4食」の変形と考えることもできます。

10 どうして肥満になるの？

急に太りやすくなったと感じたことはないでしょうか。
40代前後の人に多いと言われる「中年太り」は食べ過ぎや運動
不足だけが原因ではないのです。

◎「中年太り」のメカニズム

40代前後になると多くの人はいわゆる「中年太り」になりま
すが、その原因は「食べ過ぎ」と「運動不足」だけではありませ
ん。基本的には基礎代謝量が低下することが原因なのです。

動物は何も運動をしなくてもエネルギーを消費し続けていま
す。それは心臓や腸をはじめとした筋肉の運動、脳の活動のため
にエネルギーが必要だからです。このエネルギーが基礎代謝です
が、基礎代謝量の大部分は筋肉によるエネルギー消費です。とこ
ろが歳を取ると筋肉量が低下し、筋肉が消費するエネルギーが減
少するので基礎代謝が下がります。基礎代謝量は40代を境に急
激に落ちます。つまり、老化が関係します。

◎老化の３つの原因

老化を引き起こす原因は、「体の酸化」「体の糖化」「ホルモン
の変化」だと言われます。これらの現象は若いうちにも起こって
いるのですが、特に40代以降の体にとっては、老化に直結する
大敵となります。

○抗酸化

　人間はもちろん、すべての動物は、食べ物から摂った糖質や脂質と酸素を反応させる、つまり燃焼することによって、体や内臓、脳を動かして生きるためのエネルギーを作りだしています。このように、酸素は動物が生きていくために必須の元素であり、この上なく大切なものです。

　ただし、動物が酸素を吸うたびに、体内では老化や病気の原因ともなる「活性酸素」が発生します。

　動物の体はよくできていて、体の中にはこの活性酸素を取り去る「活性酸素消去酵素」が用意してあります。ところがこの量が40代から減っていきます。老化を抑え、太らない体を作るためには、この消去酵素の量を減らさないようにすることが大切です。

　そのために必要な栄養素はβカロテン、ビタミンC、ビタミンE、ポリフェノールなどです。

○抗糖化

　体の糖化とは体内のタンパク質と、食事によって摂取した糖が結びつき、糖化タンパク質として体内に蓄積されてしまうことを言います。タンパク質は、体を構成する大切な成分ですが、糖化タンパク質は、元のタンパク質とは違い、体や肌の老化を早める原因となります。

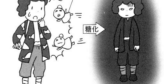

217

つまり老化を抑えるには糖化タンパク質を作らないようにすれば良いのです。

糖化は、食べ物の種類や量でなく、食物の食べ方、つまり食事スタイルを変えることで抑えることができます。それは1回の食事には20分以上かけること、食事の間隔は6時間以上空けること、ごはん、イモ類、カボチャ、お菓子、ケーキなど糖質の多い食材を食べ過ぎないことなどです。

◯若返りホルモン

ホルモンは、人間が自分の体の中で作る微量物質で、体の組織や器官のはたらきを調整する大切な物質です。ビタミンも同じようなはたらきをしますが、ビタミンは人間が自分で作ることはできないので食事で摂らなければなりません。しかし、ホルモンは人間が自分で作ることができるのです。

DHEAホルモンは、免疫力の維持・強化、抗ストレスなどのはたらきがあり、若々しさに関わっているので、若返りホルモンと呼ばれます。この大切なDHEAが減少するという忌々しいことが起こることがありますが、その大きな原因はストレスと運動不足です。ストレスはいかなる場合にも良くない結果を生み出します。

ストレスは置いておくとして、軽い筋肉運動をしていれば、DHEAの分泌は促されます。一方、運動によって筋肉量も増えるので、必然的に基礎代謝もアップして「中年太り」の予防改善にも役立つということになります。

コラム
05 食べる順番で吸収率が変わる?

　同じものを食べても、食べる順序によって吸収率、さらには体内脂肪として貯蔵される量が変わります。たくさん食べても太りにくい、そんな夢の食事法を見てみましょう。

○血糖値

　血糖値とは、食事によって血液中に入ったブドウ糖の量のことです。食事に含まれた糖質が分解されるとブドウ糖になります。このため、食後は血糖値が上昇しますが、通常であれば膵臓から分泌されたインスリンというホルモンのはたらきによって時間の経過とともに低下し、食事前の血糖値に戻ります。

　ところが、インスリンは使いきれなかった糖を脂肪に変えて蓄えるはたらきがあります。このため、なんらかの理由で血糖値が急上昇すると、大量のインスリンが分泌され、そのインスリンが余った糖をセッセと脂肪に変えてしまい、おかげで本人は必要もないのに太ってしまうのです。

○食べる順序で吸収スピードが異なる

　炭水化物を食べれば食後の血糖値が急激に上昇しますが、同じ量の炭水化物でも、種類や食べ方によって糖質の吸収スピードは異なります。

　食物繊維は小腸での糖質の吸収速度を遅延させ、血糖値の急上

昇を防ぐ効果があります。ですから、食物繊維が多く含まれている野菜や海藻を使ったおかずから先に食べるようにすると、血糖値の急上昇を防ぐことができるのです。

　肉や魚などのタンパク質・脂質も、炭水化物より消化吸収に時間がかかります。タンパク質は消化吸収されてから50％ほどが、脂質は10％ほどがゆっくりと糖に変わるので、糖質が主である炭水化物よりは、はるかに血糖値を上昇させにくいのです。

○理想的な食べ方

　まず最初に野菜・キノコ・海藻のおかずを食べます。このように食物繊維を先に食べることによって血糖値の急上昇を防ぐだけでなく、満腹感も得られ、自然と食事量が減ります。

　次に肉や魚、大豆製品などのタンパク質のおかずを食べます。野菜ほどではありませんが、炭水化物よりは血糖値が上がりにくく、消化時間も炭水化物よりかかるので、糖質の吸収をさらに穏やかにします。そして最後に炭水化物のごはんやパンを食べます。よく噛んでゆっくり食べるようにすればさらに効果的です。

　洋食のコース料理（サラダ→スープ→肉・魚料理→パン or ライス）はこの順に料理が出てきます。

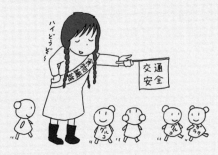

参考文献

佐藤秀美『おいしさをつくる「熱」の科学』 柴田書店 (2007)

ロバート・ウォルク、ハーバ保子訳『料理の科学』 楽工社 (2012)

ムーギー・キム『最強の健康法』 ＳＢクリエイティブ (2018)

齋藤勝裕・下村吉治『絶対わかる生命化学』 講談社 (2007)

齋藤勝裕『バイオ研究者が知っておきたい化学②化学反応の性質』羊土社(2009)

齋藤勝裕『生命化学』東京化学同人 (2011)

齋藤勝裕他『メディカル化学』裳華房 (2012)

齋藤勝裕他『コ・メディカル化学』裳華房 (2013)

齋藤勝裕『生命系のための有機化学Ｉ』裳華房 (2014)

齋藤勝裕他『生命系のための有機化学Ⅱ』裳華房 (2015)

齋藤勝裕他『薬学系のための基礎化学』裳華房 (2015)

齋藤勝裕『毒と薬のひみつ』ＳＢクリエイティブ (2008)

齋藤勝裕『料理の科学』ＳＢクリエイティブ (2017)

齋藤勝裕『ぼくらは「化学」のおかげで生きている』実務教育出版 (2015)

齋藤勝裕『身近に潜む食卓の危険物』Ｃ＆Ｒ研究所 (2020)

齋藤勝裕『人類を救う農業の科学』Ｃ＆Ｒ研究所 (2020)

齋藤勝裕『鮮度を保つ漁業の科学』Ｃ＆Ｒ研究所 (2020)

齋藤勝裕『「発酵」のことが一冊でまるごとわかる』ベレ出版 (2019)

斎藤勝裕『「食品の科学」が一冊でまるごとわかる』ベレ出版 (2019)

■著者略歴
齋藤勝裕（さいとう・かつひろ）
東北大学大学院理学研究科博士課程修了。
名古屋工業大学名誉教授。
理学博士。専門分野は有機化学、物理化学、光化学、超分子化学。
主な著書に、「絶対わかる化学シリーズ」全18冊（講談社）「わかる化学シリーズ」全16冊（東京化学同人）、「わかる×わかった！化学シリーズ」全14冊（オーム社）、「SUPERサイエンスシリーズ」全26冊（C＆R研究所）、『図解 身近にあふれる「化学」が3時間でわかる本』（明日香出版社）などがある。

本書の内容に関するお問い合わせは弊社HPからお願いいたします。

図解　身近にあふれる「栄養素」が3時間でわかる本

2021年　2月　28日　初版発行

著者　齋藤勝裕
発行者　石野栄一

明日香出版社

〒112-0005 東京都文京区水道2-11-5
電話 (03) 5395-7650（代表）
　　 (03) 5395-7654（FAX）
郵便振替 00150-6-183481
https://www.asuka-g.co.jp

■スタッフ■　BP事業部　久松圭祐／藤田知子／藤本さやか／田中裕也／朝倉優梨奈／竹中初音
　　　　　　　BS事業部　渡辺久夫／奥本達哉／横尾一樹／関山美保子

印刷　美研プリンティング株式会社
製本　根本製本株式会社
ISBN 978-4-7569-2126-0 C0040

ISBN 978-4-7569-2082-9

図解 身近にあふれる「化学」が
3時間でわかる本

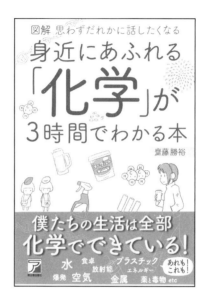

齋藤 勝裕 著

B6並製　232ページ
本体価格　1,500円＋税

原子の基本からリビング・食卓の化学、空気や水、プラスチック、エネルギーのことまで、身近にあふれる「化学」がわかりやすく学べる1冊です。
あらゆるところに活用されている化学のことを知れば、見える世界が変わり、もっと日常が楽しくなります！